专业技术人员继续教育丛书

"继续教育课程资源建设研究与开发应用"课题成果之一

专业技术人员职业病危害与预防

丛 书 主 编　　余俊光

本 册 主 编　　刘义成

本册副主编　　赵　俊

西南交通大学出版社

·成　都·

图书在版编目（CIP）数据

专业技术人员职业病危害与预防 / 刘义成主编. —
成都：西南交通大学出版社，2014.5
（专业技术人员继续教育丛书）
ISBN 978-7-5643-3028-6

Ⅰ. ①专…　Ⅱ. ①刘…　Ⅲ. ①职业病－预防（卫生）
－继续教育－教材　Ⅳ. ①R135

中国版本图书馆 CIP 数据核字（2014）第 082807 号

专业技术人员继续教育丛书

专业技术人员职业病危害与预防
本册主编　刘义成

责 任 编 辑	牛　君
封 面 设 计	墨创文化
出 版 发 行	西南交通大学出版社
	（四川省成都市金牛区交大路 146 号）
发行部电话	028-87600564　028-87600533
邮 政 编 码	610031
网　　　址	http://press.swjtu.edu.cn
印　　　刷	成都蜀通印务有限责任公司
成 品 尺 寸	170 mm×230 mm
印　　　张	14.5
字　　　数	268 千字
版　　　次	2014 年 5 月第 1 版
印　　　次	2014 年 5 月第 1 次
书　　　号	ISBN 978-7-5643-3028-6
定　　　价	29.00 元

《专业技术人员职业病危害与预防》
编审委员会

主　　　任：余德华　汉中职业技术学院院长

副　主　任：华百涛　汉中职业技术学院副院长

　　　　　　桂保宝　汉中市人力资源与社会保障局纪检组长

委　　　员：（按姓氏笔画为序）

　　　　　　刘义成　汉中职业技术学院护理系主任

　　　　　　许　言　汉中市人力资源与社会保障局专技科科长

　　　　　　杨进峰　汉中职业技术学院教务科研处处长

　　　　　　余俊光　汉中职业技术学院继续教育与培训部主任

　　　　　　尚丽华　汉中职业技术学院人事处处长

丛 书 主 编：余俊光

本 册 主 编：刘义成

本册副主编：赵　俊

本 册 编 者：刘义成　　赵　俊　　任亚刚　　赵向阳　　蔚振江

前　言

《中华人民共和国职业病防治法》实施以来，我省各地、各有关部门积极贯彻执行，通过加大工作力度，在预防、控制和消除职业病危害，防治职业病，保护劳动者健康及其相关权益，促进经济社会发展方面做了大量工作，职业病高发势头得到一定遏制。但是，当前职业病防治依然存在相关知识普及率偏低、病人数量相对偏大、危害范围较广、对劳动者健康损害严重、群发性职业病事件时有发生等突出问题。因此，对专业技术人员普及职业病危害及预防知识势在必行。

《专业技术人员职业病危害与预防》一书，是以贯彻落实"以人为本"的科学发展观为背景，以《中共中央国务院关于深化医药卫生体制改革的意见》（中发〔2009〕6号）和《陕西省职业病防治规划》（2009—2015年）精神为指导，以坚持预防为主、加强职业病防治工作、保护专业技术人员健康为目标，以职业卫生相关知识、各种职业性有害因素及其对健康的损害与预防措施、主要生产行业的职业危害、职业卫生个体防护用品的选择与使用为主要内容，在阐述职业危害因素的种类、来源、健康损害及防护措施的基础上，增强专业技术人员对职业病危害的认识及预防知识的掌握，从而提高自我防护意识和健康水平，更好地服务于地方经济和社会的稳定发展。

本书共八章，包括概论、粉尘的职业危害及其预防、化学毒物的职业危害及其预防、物理因素的职业危害及其预防、生物因素的职业危害及其预防、职业性肿瘤、职业卫生个体防护工具、主要生产行业的职业危害及预防等内容。主要以普及职业病知识、预防职业病危害的发生为出发点，供专业技术人员继续教育"公需科目"培训使用，同时也适合在校学生作为参考教材使用。

本书的策划、编写、校对、审稿过程中，余俊光、刘义成两位同志付出了艰辛的劳动。本书编写分工情况为：刘义成进行全书的统稿、并执笔第一章，任亚刚执笔第二、三、五、七章，赵向阳执笔第四章，蔚振江执笔第六章，赵俊执笔第八章。

　　本书由汉中市专业技术人员继续教育基地统一规划，属于汉中市科学技术局 2013 年"科技发展计划项目"审批立项课题"继续教育课程资源建设研究与开发应用"[编号：2013FZ（二）11 号]成果之一。

　　在本书的编写过程中，汉中职业技术学院、汉中市专业技术人员继续教育基地给予了积极支持，各位作者在教学之余辛勤撰稿，在编写内容方面参考了有关教材和专著的资料、图表，在此一并向相关作者表示衷心感谢。

　　由于我们知识和水平有限，书中错漏之处在所难免，衷心希望广大使用本书的专业技术人员、读者提出宝贵意见和建议，以使本书不断改进。

编　者

2013 年 12 月

目　录

第一章 概 论

　　劳动生产是人类生存、发展和获得身心健康的必需条件之一，也是人类改造世界的基本方式。良好的劳动生产条件有利于劳动者的健康，不良的劳动生产条件则可损害劳动者的健康，重者可引起严重的疾病，其中包括各类职业病。为了防止劳动环境中的不利因素对劳动者健康的影响，人们必须对劳动环境中存在的各种有害因素进行识别、诊断、预测和控制。对已受到职业性有害因素影响的劳动者要进行早期检查、诊断和处理，使其尽早康复。新中国成立以来，我国在"预防为主"卫生工作方针的指导下，为保护职业人群健康，颁布了一系列职业卫生法律、法规和相关卫生规章，成立了各种职业病防治和劳动保护机构，建立健全了职业病防治网络，并进行了职业病范围的修订和卫生标准及职业病诊断标准的研究，取得了丰硕的成果。改革开放以后，随着乡镇、个体及外资等企业的兴起和新工种、新行业、新毒物的出现，在劳动生产中及生产环境中出现的职业卫生问题不容乐观。

　　专业技术人员职业病危害与预防主要是研究劳动条件对专业技术人员身体健康的影响及如何提高和改善劳动条件，创造安全、卫生、满意和高效的作业环境，以提高专业技术人员的职业生涯质量。因此，专业技术人员职业病的危害与预防是一门交叉学科，涉及预防医学、卫生等诸多方面的知识。从学科研究的内容看，专业技术人员卫生工作的基本任务包括预防、识别、评价、控制不良的劳动条件，以保护、促进专业技术人员健康；研究其职业性病伤的病因、诊断、治疗及劳动能力鉴定等两个方面。

第一节 我国职业病危害现状

一、职业病危害因素范围的扩展

　　当前，我国职业有害因素的特点是种类多、范围广，不仅有发展中国家落后生产方式普遍存在的职业病危害因素，还有发达国家存在的高科技生产带来的新的职业病危害因素。所以应该对传统的"识别、评价、预测和控制职业病危害"概念赋予全新的思路，努力探索前瞻性的控制策略。

1. 主要职业病危害因素

当前，威胁我国职业人群的主要职业病危害因素以粉尘、化学毒物和某些物理因素（如噪声）为主，位居前列的职业病为尘肺、化学中毒、职业性皮肤病和噪声性听力损伤。其次为不良体位、局部紧张和劳动组织不合理造成的肌肉骨骼损伤（如腰背痛）的工效学问题，以及不遵守操作规程、疏于职业病危害防范所致的职业危害事故。

2. 脑力劳动型职业病危害

随着信息技术的高度发展，智力密集的"办公室"型脑力劳动将取代传统的体力密集型劳动。充分运用信息技术来组织和操控生产过程，存在职业病危害较大的作业甚至可以采用遥控进行生产，为改善职业卫生状况创造了许多有利条件。但高度机械化生产和先进的流水作业，也带来了快节奏和工作单调、对作业者技术素质的要求高而形成的精神高度紧张、职业心理负荷大、脑力疲劳和工效学问题。由于办公室密闭，加上大量办公室电子设备及装修材料产生的污染物，使室内空气质量恶化，导致"不良大楼综合征""办公室综合征"等新型疾病的发生。

3. 新兴或高科技行业的职业病危害

21世纪，微电子工业、纳米材料和生物基因工程技术在高新技术产业中占据显著地位，这些新兴的行业同时带来了新材料、新工艺、辐射和潜在的生物致病源。例如，微电子工业曾被认为是第一个"清洁生产"的产业，但实际上却是接触有机溶剂或金属化合物最多的行业，而且还存在不容忽视的极低频磁场和射频辐射。基因工程产品对人类的危害，也将是毒理学评价的一个新课题。迄今为止，虽尚未见到由于生物基因工程的应用导致重大职业病危害的实例报道，但鉴于基因重组或突变而产生新的生物致病源的潜在危害，西方发达国家已制定比控制放射性核素污染更为严厉的生物基因工程实验室卫生管理条例。此外，为适应人民生活水平提高的需求，一些产业蓬勃发展，如珠宝首饰加工业和服装干洗业，随之出现了以前非常罕见的珠宝加工工人的速发型硅肺、干洗工人接触有机溶剂的职业卫生等问题。

4. 传统行业的职业病危害

在一些传统产业，机械化程度大大提高，但职业病防护措施没有及时跟上，作业场所职业病危害浓度（强度）大幅度上升。由于极高的浓度和过长的时间接触，一些传统毒物导致了过去罕见病症的发生，例如，1, 2-二氯乙烷引起的急性中毒性脑病。在采矿业，由于综合机械化采煤工艺的广泛应用，工人的劳动强度过大和不良体位造成的人体工效学问题得到了解决，肌体的损失也明显降低；但由于切割煤层的速度加快，相应降尘措施如不能及时跟上，作业面粉尘浓度大幅度上升，从而对煤矿工人的健康造成了严重危害。

二、职业病病例呈上升趋势

根据全国各地报告，2008 年新发各类职业病 13 744 例，2009 年新发各类职业病 18 128 例，2010 年新发各类职业病 27 240 例。2010 年职业病病例数列前 3 位的行业依次为煤炭、道路和有色金属。

三、尘肺病发病情况严重

发病率居高不下，群发性尘肺病时有发生，发病工龄缩短。2010 年报告尘肺病新病例数为 23 812 例，占职业病报告病例总数的 87.42%。2008 年各地职业病报告中，诊断尘肺病新病例数超过 100 例的群体性病例报告有 13 起。2008 年尘肺病新病例平均接尘工龄为 17.04 年，比 2007 年缩短 2.35 年，实际接尘工龄不足 10 年的有 3 420 例。

四、职业中毒呈现行业集中趋势

急性职业中毒以一氧化碳、氯气和硫化氢中毒最为严重，主要分布在化工、煤炭、冶金等行业。慢性职业中毒以铅及其化合物、苯和二硫化碳中毒较为严重，主要分布在有色金属、机械、化工等行业。

五、中小企业职业病发病率高

2008 年职业病报告数据显示，超过半数的职业病病例分布在中小企业，特别是 69.85% 的慢性职业中毒病例分布在中小企业。

第二节　职业性有害因素

劳动条件中存在的危害职业人员健康的各种因素统称为职业性有害因素（也称为生产性有害因素、职业危害因素）。这里的劳动条件包括生产工艺过程、劳动过程和生产环境三个方面。其中生产工艺过程是指用特定的方法由原材料制成各种成品的全过程，包括原材料运输和保管、生产准备工作、毛坯制造、零件加工和热处理、产品装配、调试、检验以及油漆和包装等。它随生产技术、机器设备、使用材料和工艺流程变化而改变。劳动过程是人类有目的地使环境符合使用价值的生命活动过程，它涉及针对生产工艺流程的劳动组织、生产设备布局、作业者操作体位和劳动方式，以及智力和体力劳动比例等；生产环境是指作业场所环境，包括按工艺过程建立的室内作业环境和周围大气环境，以及户外作业的大自然环境。这些有害因素随着产品种类、生产工艺过程和生产设备的不同，有的是单独起作用，有的是多因素联合作用或与不良生活方式联合起作用，由此构成不同的劳动条件，对劳动者健康产生不同的特殊影响。职业性有害因素按其来源分为以下几种。

一、生产环境因素

（一）物理因素

物理因素是生产环境中的构成要素，通常包括：异常气象条件，如高温、低温、高湿、高气压、低气压等；生产性噪声、振动；电离辐射，如 X 射线、γ 射线等；非电离辐射，如可见光、紫外线、红外线、射频、微波、激光等。不良物理因素可对人体产生危害。例如，潜水员在减压过程中可能造成对身体的机械压迫和血管内空气栓塞，从而引起组织病理变化，导致减压病。

（二）化学因素

化学因素是指在生产中接触到的原料、中间产品、成品和生产过程中产生的废气、废水、废渣等。化学性有害因素又可分为两大类。

1. 生产性毒物

生产性毒物是指少量摄入就对人体有害作用的物质，包括金属及类金属、有机溶剂、有害气体、农药等。毒物污染皮肤后，按其理化特性和毒性的不同，可产生腐蚀或刺激作用。

2. 生产性粉尘

生产性粉尘是指生产过程中由于机械破碎和切割形成的微小固体颗粒，包括有机粉尘、无机粉尘、混合性粉尘等。在实际生产中，粉尘表面常会吸附毒物，固体毒物常以粉尘的形式存在。

（三）生物因素

生物因素主要包括生产原料和作业环境中存在的病原微生物和寄生虫。病原微生物有炭疽杆菌、布氏杆菌、森林脑炎病毒等；致病寄生虫如煤矿井下钩虫等。这些生物病原微生物可能造成作业人员，如医务人员的职业性感染。

二、与职业有关的生产生活方式

包括劳动组织和劳动制度不合理如劳动时间过长，脑力劳动与体力劳动比例不当，工间休息不当，倒班制度不合理等；劳动强度过大、生产定额不定、工作紧张过度，常见于流水作业；安排的作业与劳动生产者生理状况不相适应；个别器官或系统过度紧张，如视屏作业者的视觉紧张和腰背肌肉紧张，钢琴演奏家的手指痉挛等；长时间处于某种不良体位或使用不合理的工具，如计算机操作人员、流水线工作人员的座椅不适，易产生颈、肩、腕损伤，长期操作手柄、轮盘等引起掌挛缩病，长期站立、行走引起的下肢静脉曲张和扁平足等；精神紧张和心理压力大；吸烟或过量饮酒；农民工大量涌入城市务工，个人缺乏健康和预防的观念，违反安全操作规范和忽视自我保健。

三、社会经济因素

经济全球化、社会经济发展水平（GNP）、社会财富分配方式、文化教育水平、生态环境、劳动立法、医疗卫生制度等都可能对职业人群的健康产生影响。例如，生产管理水平低、厂房建筑或设备简陋、过重体力负荷、生产布局不合理，可导致骨骼肌肉的损伤性疾病。

四、职业卫生服务的质量

医务人员的业务能力和医德是职业卫生服务的重要条件。为此，国际职业卫生协会多次修改职业医学伦理准则，在 2002 年，已有新版的 *ICOH，2002：International Code of Occupational Health Professions*。

第三节　职业病的定义、分类、特点

一、职业病的定义

从医学的角度看，当职业性有害因素作用于人体的强度与时间超过一定限度时，人体不能代偿其所造成的功能性或器质性病理改变，从而出现相应的临床症状，影响劳动能力，这类疾病统称为职业病。职业病在我国《职业病防治法》中定义为："职业病是指企业、事业单位和个体经济组织的劳动者在职业活动中，因接触粉尘、放射性物质和其他有毒、有害物质等因素而引起的疾病。"可见，广义地讲职业性有害因素所引起的特定疾病称为职业病，但在立法意义上，职业病却有特定的范围，即指政府所规定的法定职业病。根据我国政府的规定，法定职业病的诊断须在专门的机构进行，凡诊断为法定职业病的必须向主管部门报告，而且凡属于法定职业病者，在治疗和休假期间及在确定为伤残或治疗无效死亡时，应按劳动保险条例有关规定给予劳保待遇。有的国家（如美国、日本、德国等）对患职业病的工人要给予经济上的补偿，故也称赔偿性疾病。

二、职业病的分类

我国卫生部、劳动保障部于 2013 年新颁布的《职业病目录》将职业病分为 10 类 130 种。其中新增医护人员因职业暴露感染艾滋病等职业病 17 种，删除职业病 1 种。新增加的职业病包括：刺激性化学物质所致慢性阻塞性肺疾病，金属及其化合物粉尘肺沉着病（锡、铁、锑、钡及其化合物），硬金属肺病（如钨、钛、钴等），白斑，爆震聋，氯乙烯中毒，环氧乙烷中毒，铟及其化合物中毒，碘甲烷中毒，溴丙烷中毒，冻伤，激光所致眼（角膜、晶状体和视网膜）灼伤，医护人员因职业暴露感染艾滋病，β-萘胺所致膀胱癌，煤焦油、煤焦油沥青、石油沥青所致皮肤癌，毛沸石所致肺癌、胸膜间皮瘤，双氯甲醚所致肺癌。由于杀虫脒已经被禁止生产使用，职业病杀虫脒中毒在此次调整中删除。

职业病包括：职业性尘肺病 13 种及其他呼吸系统疾病 6 种；职业性皮肤

病 9 种；职业性眼病 3 种；职业性耳鼻喉口腔病 4 种；职业性化学中毒 59 种；物理因素所致职业病 7 种；放射性职业病 11 种；职业性传染病 4 种；职业性肿瘤 12 种；其他职业病 2 种。为了及时掌握职业病的发病情况，做好职业病的预防工作，我国自 2012 年实施了新的《中华人民共和国职业病防治法》，同时，2013 年卫生部修订了《职业病诊断与鉴定管理办法》。在《职业病报告办法》中要求急性职业中毒和急性职业病在诊断后 24 h 以内报告，慢性职业中毒和慢性职业病在 15 天内会同有关部门进行调查，提出报告并进行登记。

三、职业病的特点

（1）病因明确。病因即职业性有害因素，每个职业病患均有明确的职业性有害因素接触史，在控制病因或其作用条件后，可以消除或减少发病。

（2）病因大多是可以检测和识别的，且其强度或浓度需达到一定程度才能致病，一般存在接触水平（剂量）-效应（反应）关系。但某些职业性肿瘤（如接触石棉引起的胸膜间皮瘤）不存在这种关系。

（3）在接触同样的职业性有害因素人群中有一定数量发病，很少出现个别病例。

（4）大多数职业病如能早期诊断，及时治疗，妥善处理，预后较好。但有些职业病如硅肺，迄今为止所有治疗方法均无明显效果，只能对症处理，减缓进程，故发现越晚，疗效越差。

（5）除职业性传染病外，治疗个体无助于阻止人群发病，必须有效"治疗"有害的工作环境。从病因上说，职业病是完全可以预防的。发现病因、改善劳动条件、控制职业性有害因素，即可减少职业病的发生，故必须强调"预防为主"。

职业性疾病可累及全身各器官、系统，涉及临床医学的各个专科，包括内科、外科、神经科、皮肤科、眼科、耳鼻喉科等。所以，需要牢固掌握和充分运用临床多学科的综合知识和技能，做到早期发现，及时诊断，有效治疗，积极康复。还需要掌握职业性禁忌证、劳动能力鉴定等问题。所谓职业性禁忌证，是指劳动者从事特定职业或者接触特定职业病危害因素时，比一般职业人群更易于遭受职业病危害和罹患职业病，或者可能导致原有疾病病情加重，或者在从事作业过程中诱发可能导致对他人生命健康构成危险的疾病的个人特殊生理或病理状态。

此外，工伤的发生特点与职业病不同。虽然随着接触机会的增多，发生工伤的几率增加，但并不是成比例的，也不存在"接触水平"的问题，一般是个别发生的，与恶劣的工作条件、缺乏严格管理、心理和行为因素关系密切。因此，通过改善工作环境，严格规范管理、操作和行为，进行心理辅导和治疗，加强防护措施，一般可以有效控制工伤的发生。

第四节　职业病的诊断

职业病诊断机构依法独立行使诊断权，并对其作出的诊断结论承担责任。劳动者可以选择用人单位所在地或本人居住地的职业病诊断机构进行诊断，居住地是指劳动者的经常居住地。申请职业病诊断时应当提供：

1. 职业史、既往史

认真详细地了解职业史是确定职业病极为重要的前提。职业史内容包括：患者的工种和工龄；接触职业性有害因素的情况；症状出现的时间；同工种人群的发病情况；非职业性接触和其他生活情况等。

2. 职业健康监护档案复印件

3. 职业健康检查结果

4. 工作场所历年职业病危害因素检测、评价资料

对工作场所进行调查，了解工作场所存在哪些职业性有害因素及其种类、特点、浓度或强度等。

5. 诊断机构要求提供的其他必需的有关材料

用人单位和有关机构应当按照诊断机构的要求，如实提供必要的资料。没有职业病危害接触史或者健康检查没有发现异常的，诊断机构可以不予受理。

职业病诊断应当依据职业病诊断标准，结合职业病危害接触史、工作场所职业病危害因素检测与评价、临床表现和医学检查结果等资料，进行综合分析后作出。对不能确诊的疑似职业病病人，可以经必要的医学检查或者住院观察后，再作出诊断。没有证据否定职业病危害因素与病人临床表现之间的必然联系的，在排除其他致病因素后，也应当诊断为职业病。

职业病诊断机构在进行职业病诊断时，应组织 3 名以上取得职业病诊断资格的执业医师进行集体诊断。对职业病诊断有意见分歧的，应当按多数人的意见诊断；对不同意见应当如实记录。

职业病诊断机构作出职业病诊断后，应当向当事人出具职业病诊断证明

书。职业病诊断证明书应当明确是否患有职业病，对患有职业病的，还应当载明所患职业病的名称、程度（期别）、处理意见和复查时间。职业病诊断证明书应当由参加诊断的医师共同签署，并经职业病诊断机构审核盖章。职业病诊断证明书应当一式三份，劳动者、用人单位各执一份，诊断机构存档一份。职业病诊断证明书的格式由卫生部统一规定。用人单位和医疗卫生机构发现职业病病人或者疑似职业病病人时，应当按规定报告。确诊为职业病的，用人单位还应当向所在地县级劳动保障行政部门报告。

职业病诊断机构应当建立职业病诊断档案并永久保存，档案内容应当包括：职业病诊断证明书；职业病诊断过程记录：包括参加诊断的人员、时间、地点、讨论内容及诊断结论；用人单位和劳动者提供的所有诊断用资料；临床检查与实验室检验等结果报告单；现场调查笔录及分析评价报告。

确诊为职业病的患者，用人单位应当按照职业病诊断证明书上注明的复查时间安排复查。

第五节　职业病的鉴定

劳动者对职业病诊断有异议的，在接到职业病诊断证明书之日起 30 日内，可以向作出诊断的医疗卫生机构所在地设区的市级卫生行政部门申请鉴定。设区的市级卫生行政部门组织的职业病诊断鉴定委员会负责职业病诊断争议的首次鉴定。如对设区的市级职业病诊断鉴定委员会的鉴定结论不服的，在接到职业病诊断鉴定书之日起 15 日内，可以向原鉴定机构所在地省级卫生行政部门申请再鉴定。省级职业病诊断鉴定委员会的鉴定为最终鉴定。

省级卫生行政部门应当设立职业病诊断鉴定专家库，专家库专家任期4年，可以连聘连任。专家库由具备下列条件的专业技术人员组成：具有良好的业务素质和职业道德；具有相关专业的高级卫生技术职务任职资格；具有 5 年以上相关工作经验；熟悉职业病防治法律规范和职业病诊断标准；身体健康，能够胜任职业病诊断鉴定工作。

职业病诊断鉴定委员会承担职业病诊断争议的鉴定工作。职业病诊断鉴定委员会由卫生行政部门组织。卫生行政部门可以委托办事机构承担职业病诊断鉴定的组织和日常性工作。职业病诊断鉴定办事机构的职责是：接受当事人申请；组织当事人或者接受当事人委托抽取职业病诊断鉴定委员会专家；管理鉴定档案；承办与鉴定有关的事务性工作；承担卫生行政部门委托的有关鉴定的其他工作。

　　参加职业病诊断鉴定的专家，由申请鉴定的当事人在职业病诊断鉴定办事机构的主持下，从专家库中以随机抽取的方式确定。当事人也可以委托职业病诊断鉴定办事机构抽取专家。职业病诊断鉴定委员会组成人数为 5 人以上单数，鉴定委员会设主任委员 1 名，由鉴定委员会推举产生。在特殊情况下，职业病诊断鉴定专业机构根据鉴定工作的需要，可以组织在本地区以外的专家库中随机抽取相关专业的专家参加鉴定或者函件咨询。职业病诊断鉴定委员会专家有下列情形之一的，应当回避：是职业病诊断鉴定当事人或者当事人近亲属的；与职业病诊断鉴定有利害关系的；与职业病诊断鉴定当事人有其他关系，可能影响公正鉴定的。

　　当事人申请职业病诊断鉴定时，应当提供以下材料：职业病诊断鉴定申请书；职业病诊断证明书；职业史、既往史；职业健康监护档案复印件；职业健康检查结果；工作场所历年职业病危害因素检测、评价资料；其他有关资料。职业病诊断鉴定办事机构应当自收到申请资料之日起 10 日内完成材料审核，对材料齐全的发给受理通知书；材料不全的，通知当事人补充。职业病诊断鉴定办事机构应当在受理鉴定之日起 60 日内组织鉴定。

　　鉴定委员会应当认真审查当事人提供的材料，必要时可以听取当事人的陈述和申辩，对被鉴定人进行医学检查，对场所进行现场调查取证。鉴定委员会根据需要可以向原职业病诊断机构调阅有关的诊断资料。鉴定委员会根据需要可以向用人单位索取与鉴定有关的资料，用人单位应当如实提供。对被鉴定人进行医学检查，对被鉴定人的工作场所进行现场调查取证等工作由职业病诊断鉴定办事机构安排、组织。职业病诊断鉴定委员会可以根据需要邀请其他专家参加职业病诊断鉴定。邀请的专家可以提出技术意见、提供有关资料，但不参与鉴定结论的表决。

　　职业病诊断鉴定委员会应当认真审阅有关资料，按照有关规定和职业病诊断标准，运用科学原理和专业知识，独立进行鉴定。在事实清楚的基础上，进行综合分析，做出鉴定结论，并制作鉴定书。鉴定结论以鉴定委员会成员的过半数通过。鉴定过程应当如实记载。职业病诊断鉴定书应当包括以下内容：劳动者、用人单位的基本情况及鉴定事由；参加鉴定的专家情况；鉴定结论及其依据，如果为职业病，应当注明职业病和名称、程度（期别）；鉴定时间。

　　参加鉴定的专家应当在鉴定书上签字，鉴定书加盖职业病诊断鉴定委员会印章。职业病诊断鉴定书应当于鉴定结束之日起 20 日内由职业病诊断鉴定办事机构发送当事人。职业病诊断鉴定过程应当如实记录，其内容应当包括：鉴定专家的情况；鉴定所用资料的名称和数目；当事人的陈述和申辩；鉴定专家的意见；表决的情况；鉴定结论；对鉴定结论的不同意见；鉴定专家签名；鉴定时间。

鉴定结束后，鉴定记录应当随同职业病诊断鉴定书一并由职业病诊断鉴定办事机构存档。职业病诊断、鉴定的费用由用人单位承担。

第六节　职业病的预防

职业卫生工作的研究和服务对象应包括个体、人群及其所处的环境。个体是群体的基础，对职业人群中个体健康状态和异常发病现象的观察，常能获得职业性有害因素对该人群潜在危害的证据。同时，充分了解人群所处环境状态，才能判断疾病与环境间的联系，并且可采取有针对性的措施以减少或控制环境中的有害因素。所以，对个体、群体和环境的研究，三者缺一不可。

一、职业卫生工作的三级预防原则

职业卫生与职业病防治工作应在某种健康损害出现之前，甚至应当在可能的危害接触发生之前尽快采取行动，使作业环境处于连续监测之中，以便及时消除其中的有害物质或有害因素，达到预防职业病出现的目的。职业有害因素的控制和职业病的预防是职业卫生工作的重点和核心。同其他疾病的预防方针一样，职业病的预防也应从三级预防入手。遵循医学的三级预防原则。

三级预防是对疾病发生的各个环节全方位地采取措施并有效预防疾病的体系，该体系的原则及内容如表 1-1 所示。

表 1-1　三级预防的内容和对象

预防的原则	内　　容	预防对象
第一级	特异性致病因素的作用	职业人群
第二级	疾病的早期	职业危害接触人群
第三级	疾病的晚期（治疗、康复）	职业病人

1. 一级预防

一级预防又称病因预防。针对职业人群而言，一级预防就是让从业人员根本不接触职业有害因素，即从根本上消除或最大可能地减少对职业性有害因素的接触。例如，改变工艺；改进生产过程；制订职业接触限制，使作业环境或生产过程达到安全卫生标准要求；对人群中的易感者制订就业禁忌证等。概括一级预防的内容，它应包括改善生活和生产环境及增进机体健康两个方面。就改善生活和生产环境而言，应贯彻《工业企业设计卫生标准》《工作场所有害因素职业接触限制》及其他有关法规；就增进机体健康而言，则应通过健康教育与自我保健意识提高卫生知识水平等，通过加强营养和体育锻炼增强体质。

2. 二级预防

为及早发现病损，在一级预防达不到要求时，应尽早做到"三早"预防，即早发现、早诊断、早治疗。其主要手段是定期进行环境中职业危害因素的检测和对接触者的定期体格检查。此外，还有长期病假或外伤后复工前的检查及退休前的检查。定期体格检查的间隔期可根据下列原则确定：① 疾病的自然演变、发病快慢和严重程度；② 接触职业危害的程度；③ 接触人群的易感性。体格检查项目应鼓励使用特异及敏感的生物性指标。

3. 三级预防

三级预防又称为临床预防，即对已发展成职业病的患者作出正确诊断，采取及时、有效的治疗措施，防止疾病恶化，预防并发症，防止伤残，促进健康，延长寿命。同时根据患者身体情况，给予一定的技能培训，帮助他们重新走上工作岗位，也具有预防的意义，可防止伤残，使患者伤而不残，残而不废，进行有效的康复治疗。

执行三级预防过程时，促进健康是最关键的，不过在执行时常常需要政府部门或企业领导制订政策性的预防措施。

另外，职业病和其他疾病一样，除与直接病因有关外，还受到相关潜在因素的影响。个体的健康状况、生活方式、遗传特征等，都可能成为附加的危险因素。例如，高血脂个体增加了对二硫化碳诱发心血管病损的易感性，吸烟者极大地提高了石棉接触诱发肺癌的危险性等。于是，除三级预防原则外，又有了旨在控制相关危险因素的"初始级预防"。

二、我国职业卫生工作的具体内容

根据上述"三级预防"的原则，职业卫生工作应包括以下几个方面的内容。

1. 作业场所职业卫生监督

卫生监督是依法管理的重要手段，它应始于工业生产的设计阶段，随后延伸至作业场所职业卫生管理、执法情况检查、职业危害事故调查、健康监护制度实施、职业病报告和管理、职业卫生应急救援、职业卫生档案建立、职业安全卫生培训等诸多方面。按其实施阶段的不同，可划分为预防性卫生监督和经常性卫生监督两大项。前者在我国目前主要由卫生部承担，是指涉及所有生产设施的新建、改建、扩建以及技术改造和技术引进项目，要求其职业卫生设施必须与主体工程同时设计、同时施工、同时验收，应符合国家卫生标准，也包括职业病危害预评价审核等。后者现由安监部门和卫生部门共同承担。安监部门主要对作业场所职业卫生管理措施、作业场所职业危害事故和有关违法违规行为、企业贯彻执行国家其他有关职业卫生法规和标准等有关情况进行经常性卫生监督；而卫生部门主要执行对作业者的健康监护制度、安全卫生设备维修和检修情况的常规监督，同时包括规范企业职业病的预防和保健及检查与救治等工作。

2. 职业卫生服务

国家卫生机构如卫生监督所、劳动卫生职业病防治研究所、疾病预防控制中心等，必须为企业提供良好的、合格的职业卫生服务。这些服务包括生产环境监测、健康监护和危害控制咨询等。

生产环境监测能及时发现和动态掌握作业环境中潜在的有害因素的种类、存在形式、强度、消长规律等，从而为改善劳动条件下群体健康状况及个体健康损害性质与程度，并进一步确定接触人群的受损率提供数据支持，从而获得接触水平（剂量）-反应关系。健康监护一般通过就业前和定期健康检查，及早发现不良健康效应或亚临床病患者，予以妥善处理，防止继续接触职业性有害因素产生不可逆病损。对于已发展为职业病的患者，应针对其不同发病情况进行分级处理。危害控制咨询是在环境监测和健康监护的基础上，采取治理措施的重要环节。职业卫生服务机构应针对不同的职业性危害情况，提出有效的治理咨询服务和适宜技术，以达到"识别、评价、预测和控制"职业性有害因素的目的。

3. 职业流行病学调查

职业卫生工作人员应经常深入生产实际，进行职业卫生现场调查，并运用流行病学方法，建立队列研究和病例对照研究人群，通过统计分析找出接触职业有害因素与潜在发病之间的联系以及一些尚未弄清楚的问题，如有害因素的联合作用、个体危险因素和发病之间的相互作用等，从而为预防措施提供科学的理论依据。

4. 为职业卫生立法提供依据

职业卫生服务和职业流行病学研究所积累的资料，可为有关法规、规定、标准等的制定提供依据，如制定卫生标准和诊断标准等。

5. 人员培训和健康促进教育

既要加强从事职业卫生与职业病防治工作人员自身的培训工作，又要重视对领导层的开发，让企业负责人充分认识职业卫生工作的重要性，并依法办事；还要通过职业健康促进教育，给广大职工以"知情权"，让他们知道有关职业性有害因素对健康的影响和防护办法，以增强自我保护意识并积极参与危害控制。

第七节　与工作有关的疾病

与工作有关的疾病跟职业病有所区别。广义地讲，职业病是指与工作有关，并直接与职业性有害因素有因果联系的疾病。与工作有关的疾病是一组与职业有关的非特异性疾病，它具有四层含义：

（1）与职业因素有关，但两者之间不存在直接因果关系，即职业因素不是唯一的病因。

（2）职业因素影响了健康，从而促进潜在疾病暴露或病情加剧恶化。例如，一氧化碳可使动脉壁胆固醇沉积增加，可诱发和加剧心绞痛和心肌梗死；紧张作业人群高血压患病率明显高于一般人群。

（3）调离该职业或改善工作条件可使疾病缓解或停止发生。

（4）与工作有关的疾病不属于我国法定职业病范围，但它对工农业生产发展的影响不可忽视。

可见，与工作有关的疾病比职业病的范围更为广泛。常见的与工作有关的疾病包括：

（1）与职业有关的肺部疾病，如慢性支气管炎、肺气肿等；

（2）骨骼及原组织损伤，如腰背疼痛、肩颈疼痛等；

（3）与职业有关的心血管疾病，如接触二硫化碳、一氧化碳等化学物质导致冠心病的发病率及病死率增加；

（4）生殖功能紊乱，如接触铅、汞及二硫化碳可导致早产及流产发生率增加；

（5）消化道疾病，如高温作业可导致消化不良及溃疡病的发生率增加。

此外，作用轻微的职业有害因素作用于肌体，有时虽不引起病理性损害，但可以产生体表的某些改变，如胼胝、皮肤色素增加等。这些改变在生理范围之内，故可视为机体的一种代偿或适应性变化，通常称为职业特征。

第八节 工 伤

工伤属于工作中的意外事故，属于劳动保护的范畴，但常在急诊范围内，较难预测。其预防应是职业卫生和劳动保护部门的共同任务。工伤可造成缺勤及残废，重则导致死亡，故有关部门应通过安全风险评估，消除潜在危险因素，积极预防工伤的发生。导致工伤的主要原因有客观的因素，也有主观的因素，其中主要包括：生产设备本身有缺陷；防护设备缺乏或不全；劳动组织不合理或生产管理不善；个人因素，如患病或精神因素、年龄、性别、文化程度等不适合岗位的工作；操作环境因素，如生产环境布局不合理、照明不良或不合理；企业领导不重视安全生产；劳动者缺乏必需的安全生产知识等。

第二章　粉尘的职业危害及其预防

第一节　概　述

生产性粉尘是指在生产活动中产生的、能够较长时间飘浮在生产环境中的固体颗粒。它是污染作业环境、危害劳动者健康的重要职业性有害因素。

一、生产性粉尘的来源与分类

（一）生产性粉尘的来源

产生和存在生产性粉尘的行业很多，如矿山开采的凿岩、爆破、破碎、运输等；冶金和机械制造工业中的原料准备、粉碎、筛分、配料等；皮毛、纺织工业的原料处理等。如果防尘措施不够完善，均可产生大量粉尘。

（二）生产性粉尘的分类

按粉尘的性质可分为以下三类。

1. 无机粉尘

包括矿物性粉尘，如石英、石棉、滑石、煤等；金属性粉尘，如铅、锰、铁等及其化合物；人工无机粉尘，如金刚砂、水泥、玻璃纤维等。

2. 有机粉尘

包括动物性粉尘如皮毛、丝、骨、角质粉尘等；植物性粉尘，如棉、麻、谷物、甘蔗、烟草、木尘等；人工有机粉尘，如合成树脂、橡胶、人造有机纤维粉尘等。

3. 混合性粉尘

在生产环境中，多数情况下为两种以上粉尘混合存在，如煤工接触的煤矽尘、金属制品加工研磨时的金属和磨料粉尘、皮毛加工的皮毛和土壤粉尘等混合性粉尘。

二、生产性粉尘的理化特性及其卫生学意义

1. 粉尘的化学成分、浓度和接触时间

工作场所空气中粉尘的化学成分和浓度直接决定其对人体危害的性质和严重程度。不同化学成分的粉尘可导致纤维化、刺激、中毒和致敏作用等。例如，含游离二氧化硅的粉尘致纤维化，某些金属（如铅及其化合物）粉尘通过肺组织吸收，引起中毒，另一些金属（如铍、铝等）粉尘可导致过敏性哮喘或肺炎。同一种粉尘，作业环境空气中浓度越高，人暴露时间越长，对人体危害越严重。

2. 粉尘的分散度

分散度指粉尘颗粒大小的组成，以粉尘粒径大小的数量或质量组成百分比来表示，粒径或质量小的颗粒越多，分散度越高。粉尘粒子分散度越高，其在空气中飘浮的时间越长，沉降速度越慢，被人体吸入的机会就越多，对人体危害越大。

3. 粉尘的硬度

粒径较大、外形不规则、坚硬的尘粒可能引起呼吸道黏膜机械损伤；而进入肺泡的尘粒，由于质量小，肺泡环境湿润，并受肺泡表面活性物质影响，对肺泡的机械损伤作用可能并不明显。

4. 粉尘的溶解度

某些有毒粉尘，如含有铅、砷等的粉尘可在上呼吸道被溶解吸收，其溶解度越高，对人体的毒害作用越强；相对无毒的粉尘如面粉，其溶解度越高作用越低；石英粉尘等很难溶解，在体内持续产生危害作用。

5. 粉尘的荷电性

物质在粉碎过程和流动中相互摩擦或吸附空气中的离子而带电。同性电荷相斥增强了空气中粒子的稳定程度，异性电荷相吸使尘粒撞击、聚集并沉降。一般来说，荷电尘粒在呼吸道内易被阻留。

6. 粉尘的爆炸性

可氧化的粉尘如煤、面粉、糖、亚麻、硫黄、铝等，在适宜的浓度下，一旦遇到明火、电火花或放电，可发生爆炸。

三、生产性粉尘对人体健康的影响

所有粉尘颗粒对人体都是有害的。不同特性的生产性粉尘，可能引起机体不同部位、不同程度的损害。如可溶性有毒粉尘进入呼吸道后，能很快被吸收入血流，引起中毒作用；某些硬质粉尘可机械性损伤角膜及结膜，引起角膜混浊和结膜炎等；粉尘堵塞皮脂腺和机械性刺激皮肤时，可引起粉刺、毛囊炎、皮肤皲裂等；粉尘进入外耳道，混在皮脂中，可形成耳垢等。生产性粉尘对机体的损害是多方面的，直接的健康损害以呼吸系统为主，局部以刺激和炎性作用为主。

（一）对呼吸系统的影响

对机体影响最大的是呼吸系统损害，包括尘肺、粉尘沉着症、呼吸道炎症和呼吸系统肿瘤等疾病。

1. 尘肺

是由于在生产环境中长期吸入生产性粉尘而引起的以肺组织纤维化为主的疾病。尘肺是职业性疾病中影响面最广、危害最严重的一类疾病。据统计，尘肺病例约占我国职业病总人数的 70% 以上。

根据多年临床观察，X 射线胸片检查，病理解剖和实验研究的资料，我国按病因将尘肺分为五类：

（1）矽肺：由于长期吸入游离二氧化硅含量较高的粉尘引起。

（2）硅酸盐肺：由于长期吸入含有结合二氧化硅的粉尘如石棉、滑石、云母等引起。

（3）炭尘肺：由于长期吸入煤、石墨、炭黑、活性炭等粉尘引起。

（4）混合性尘肺：由于长期吸入含游离二氧化硅粉尘和其他粉尘如煤尘等引起。

（5）金属尘肺：由于长期吸入某些致纤维化的金属粉尘如铝尘引起。

2. 粉尘沉着症

有些生产性粉尘如锡、铁、锑等粉尘吸入人体后，主要沉积于肺组织中，呈现异物反应，以网状纤维增生的间质纤维化为主，在 X 射线胸片上可以看到满肺野结节状阴影，主要是这些金属的沉着。这类病变又称粉尘沉着症，不损伤肺泡结构，因此肺功能一般不受影响，机体也没有明显的症状和体征，对健康危害不明显。脱离粉尘作业，病变可以不再继续发展，甚至肺部阴影逐渐消退。

3. 有机粉尘引起的肺部病变

有机粉尘的生物学作用不同于无机粉尘，如吸入棉、亚麻或大麻尘引起的棉尘病，常表现为休息后第一天上班未出现胸闷、气急和（或）咳嗽症状，可能有急性肺通气功能改变；吸入带有霉菌孢子的植物性粉尘，如草料尘、粮谷尘、蔗渣尘等，或者吸入被细菌或血清蛋白污染的有机粉尘可引起职业性变态反应肺泡炎。

4. 其他呼吸系统疾患

在粉尘进入的部位积聚大量的巨噬细胞，导致炎性反应，引起粉尘性气管炎、支气管炎、肺炎、哮喘性鼻炎和支气管哮喘等疾病。由于粉尘诱发的纤维化、肺沉积和炎症作用，还常引起肺通气功能的改变，表现为阻塞性肺病，慢性阻塞性肺病也是疾病。吸入多种金属粉尘（如铬酸盐、硫酸镍、氯铂酸铵等）后会发生职业性哮喘。

（二）局部作用

粉尘作用于呼吸道黏膜，早期引起其功能亢进、黏膜下毛细血管扩张、充血，黏液腺分泌增加，以阻留更多的粉尘，长期吸入则形成黏膜肥大性病变，然后由于黏膜上皮细胞营养不足，造成萎缩性病变，呼吸道抵御功能下降。皮肤长期接触粉尘可导致阻塞性皮脂炎、粉刺、毛囊炎。金属粉尘还可引起角膜损伤、浑浊。

（三）中毒作用

吸附含有可溶性有毒物质的粉尘，如含铅、砷、锰的粉尘可在呼吸道黏膜很快被溶解吸收，导致中毒，呈现出相应毒物的急性中毒症状。粉尘颗粒粒径越小，其表面积越大，吸附的化学物质越多，可能引起的健康危害越严重。

（四）肿　瘤

某些粉尘本身是或者含有人类肯定致癌物，如石棉、游离二氧化硅、镍、铬、砷等，是国际癌症研究中心提出的人类肯定致癌物，含有这些物质的粉尘就可能引发呼吸和其他系统肿瘤。此外，放射性粉尘也能引起呼吸系统肿瘤。

四、生产性粉尘的控制与防护

无论发达国家还是发展中国家，生产性粉尘的危害是十分普遍的，尤以发展中国家为甚。我国政府对粉尘控制工作一直给予高度重视，在防止粉尘危害和预防尘肺发生方面做了大量的工作。我国的综合防尘和降尘措施可以概括为"革、水、风、密、护、管、查、教"八字方针，对控制粉尘危害具有指导意义：① 革，即工艺改革和技术革新，这是消除粉尘危害的根本途径；② 水，即湿式作业，可降低环境粉尘浓度；③ 风，加强通风及除尘措施；④ 密，将尘源密闭；⑤ 护，即个人防护；⑥ 管，经常性地维修和管理工作；⑦ 查，定期检查环境空气中粉尘浓度和接触者的定期体格检查；⑧ 教，加强宣传教育。

第二节　矽尘的危害及其预防

矽肺是由于在生产过程中长期吸入游离二氧化硅粉尘而引起的以肺部弥漫性纤维化为主的全身性疾病。我国矽肺病例占尘肺总病例的比例接近 50%，位居第一，矽肺是尘肺中危害最严重的一种。

在自然界中，游离二氧化硅分布很广，在 16 km（1 公里 = 1 km）以内的地壳内约占 5%，在 95% 的矿石中均含有数量不等的游离二氧化硅。游离二氧化硅（SiO_2）粉尘，俗称为矽尘，石英中的游离二氧化硅达 99%，故常以石英尘作为矽尘的代表。

一、接触作业

接触游离二氧化硅粉尘的作业非常广泛，如各种金属、非金属、煤炭等矿山采掘作业中的凿岩、掘进、爆破、运输等；修建公路、铁路、水利电力工程，开挖隧道；冶金、制造、加工业等，如冶炼厂、石粉厂、玻璃厂、耐火材料厂生产过程中的原料破碎、研磨、筛分、配料等工序；机械制造业铸造车间的原料粉碎、配料、铸型、清砂、喷砂等生产过程，陶瓷厂原料准备，石器加工等均能产生大量含游离二氧化硅的粉尘。通常将接触含有 10% 以上游离二氧化硅粉尘的作业，称为矽尘作业。

二、影响矽肺发病的主要因素

矽肺发病与粉尘中游离二氧化硅含量、二氧化硅类型、粉尘浓度、分散度、接尘工龄、防护措施、接触者个体因素等有关。

粉尘中游离二氧化硅含量越高，发病时间越短，病变越严重。各种不同石英变体的致纤维化能力依次为鳞石英＞方石英＞石英＞柯石英＞超石英；晶体结构不同，致纤维化能力各异，依次为结晶型＞隐晶型＞无定型。

矽肺的发生、发展及病变程度还与肺内粉尘蓄积量有关。肺内粉尘蓄积量主要取决于粉尘浓度、分散度、接尘时间和防护措施等。空气中粉尘浓度越高、分散度越大，接尘工龄越长，再加上防护措施差，吸入并蓄积在肺内的粉尘量就越大，越易发生矽肺，病情越严重。

工人的个体因素如年龄、营养、遗传、个体易感性、个人卫生习惯以及呼吸系统疾患对矽肺的发生也起一定影响。既往患有肺结核，尤其是接尘期间患有活动性肺结核、其他慢性呼吸系统疾病者易罹患矽肺。

矽肺发病一般比较缓慢，接触较低浓度游离二氧化硅粉尘多在 15～20 年后才发病。但发病后，即使脱离粉尘作业，病变仍可继续发展。少数由于持续吸入高浓度、高游离二氧化硅含量的粉尘，经 1～2 年即发病者，称为"速发型矽肺"。还有些接尘者，虽接触较高浓度矽尘，但在脱离粉尘作业时 X 射线胸片未发现明显异常，或发现异常但尚不能诊断为矽肺，在脱离接尘作业若干年后被诊断为矽肺，称为"晚发型矽肺"。

三、矽肺发病机制

石英如何引起肺纤维化，学者们提出多种假说，如机械刺激学说、硅酸聚合学说、表面活性学说、免疫学说等。石英尘粒表面羟基活性基团，即硅烷醇基团，可与肺泡巨噬细胞膜构成氢键，产生氢的交换和电子传递，造成细胞膜通透性增高、流动性降低，功能改变；石英直接损害巨噬细胞膜，改变细胞膜通透性，促使细胞外钙离子内流，当其内流超过其他途径排钙能力时，细胞内钙离子浓度升高，也可造成巨噬细胞损伤及功能改变；尘细胞可释放活性氧，激活白细胞产生活性氧自由基，参与生物膜脂质过氧化反应，引起细胞膜的损伤；肺泡 I 型上皮细胞在矽尘作用下，变性肿胀，脱落，当肺泡 II 型上皮细胞不能及时修补时，基底膜受损，暴露间质，激活成纤维细胞增生；巨噬细胞损伤或凋亡释放脂蛋白等，可成为自身抗原，刺激产生抗体，抗原-抗体复合物沉积于胶原纤维上发生透明变性。

但以上这些假说均不能圆满解释其发病过程。

四、矽肺病理改变

矽肺病例尸检肉眼观察，可见肺体积增大，晚期肺体积缩小，一般含气量减少，色灰白或黑白，呈花岗岩样。肺重量增加，入水下沉。触及表面有散在、孤立的结节如砂粒状，肺弹性丧失，融合团块处质硬似橡皮，可见胸膜粘连、增厚。肺门和支气管分叉处淋巴结肿大，色灰黑，背景夹杂玉白色条纹或斑点。

矽肺的基本病理改变是矽结节形成和弥漫性间质纤维化，矽结节是矽肺特征性病理改变。矽肺病理形态可分为结节型、弥漫性间质纤维化型、矽性蛋白沉积和团块型。

（一）结节型矽肺

由于长期吸入游离二氧化硅含量较高的粉尘而引起的肺组织纤维化，典型病变为矽结节。肉眼观察，矽结节稍隆起于肺表面，呈半球状，在肺切面多见于胸膜下和肺组织内，大小为 1~5 mm。镜下观，可见不同发育阶段和类型的矽结节。早期矽结节胶原纤维细且排列疏松，间有大量尘细胞和成纤维细胞。典型矽结节横断面似葱头状，外周是多层紧密排列呈同心圆状的胶原纤维，中心或偏侧为一闭塞的小血管或小支气管。有的矽结节以缠绕成团的胶原纤维为核心，周围是呈漩涡状排列的尘细胞、尘粒及纤维性结缔组织。粉尘中游离二氧化硅含量越高，矽结节形成时间越长，结节越成熟、典型。

（二）弥漫性间质纤维化型矽肺

见于长期吸入的粉尘中游离二氧化硅含量较低，或虽游离二氧化硅含量较高，但吸入量较少的病例。病变进展缓慢，特点是在肺泡、肺小叶间隔及小血管和呼吸性细气管周围，纤维组织呈弥漫性增生，相互连接呈放射状、星芒状，肺泡容积缩小，有时形成大块纤维化，其间夹杂粉尘颗粒和尘细胞。

矽肺结核的病理特点是既有矽肺又有结核病变。镜下观察，中心为干酪样坏死物，在其边缘有数量不多的淋巴细胞、上皮样细胞和不典型的结核巨细胞，外层为环形排列的多层胶原纤维和粉尘。也可见到以纤维团为结节的核心，外周为干酪样坏死物和结核性肉芽组织。坏死物中可见大量胆固醇结晶和钙盐颗粒，多见于矽肺结核空洞，呈岩洞状，壁厚不规则。

多数矽肺病例，由于长期吸入混合性粉尘，兼有结节型和弥漫性间质纤维化型病变，难分主次，称混合型矽肺；有些严重病例兼有团块型病变。

五、矽肺的临床表现与诊断

（一）临床表现

1. 症状与体征

肺的代偿功能很强，矽肺患者可在相当长时间内无明显自觉症状，但 X 射线胸片上已呈现较显著的矽肺影像改变。随着病情的进展，或有并发症时，可出现胸闷、气短、胸痛、咳嗽、咳痰等症状和体征，无特异性，虽可逐渐加重，但与胸片改变并不一定平行。

2. X 射线胸片表现

矽肺 X 射线胸片影像是肺组织矽肺病理形态在 X 射线胸片上的反映，与肺内粉尘蓄积、肺组织纤维化的病变程度有一定相关关系，但由于多种原因的影响，并非完全一致。这种 X 射线胸片改变表现为 X 射线通过病变组织和正常组织对 X 射线吸收率的变化，呈现发"白"的圆形或不规则形小阴影，作为矽肺诊断依据。X 射线胸片上其他影像，如肺门变化、肺气肿、肺纹理和胸膜变化，对矽肺诊断也有参考价值。

（1）圆形小阴影：是矽肺最常见和最重要的一种 X 射线表现形态，其病理基础以结节型矽肺为主，呈圆形或近似圆形，边缘整齐或不整齐，直径小于 10 mm，按直径大小分为 p（<1.5 mm）、q（1.5~3.0 mm）、r（3.0~10 mm）三种类型。p 类小阴影主要是不太成熟的矽结节或非结节性纤维化灶的影像，q、r 类小阴影主要是成熟和较成熟的矽结节，或为若干个小矽结节的影像重叠。圆形小阴影早期多分布在两肺中下区，随病变进展，数量增多，直径增大，密集度增加，波及两肺上区。

（2）不规则形小阴影：多为接触游离二氧化硅含量较低的粉尘所致，病理基础主要是肺间质纤维化。表现为粗细、长短、形态不一的致密阴影。阴影之间可互不相连，或杂乱无章地交织在一起，呈网状或蜂窝状；致密度多持久不变或缓慢增高。按其宽度可分为 S（<1.5 mm）、t（1.5~3.0 mm）、u（3.0~

10 mm）三种类型。早期也多见于两肺中下区，弥漫分布，随病情进展而逐渐波及肺上区。

（3）大阴影：指长径超过 10 mm 的阴影，为晚期矽肺的重要 X 射线表现，形状有长条形、圆形、椭圆形或不规则形，病理基础是团块状纤维化。大阴影的发展可由圆形小阴影增多、聚集，或不规则小阴影增粗、靠拢、重叠形成；多在两肺上区出现，逐渐融合成边缘较清楚、密度均匀一致的大阴影，常对称，形态多样，呈"八"字形等，也有先在一侧出现；大阴影周围一般有肺气肿带的 X 线表现。

（4）胸膜变化：胸膜粘连增厚，先在肺底部出现，可见肋膈角变钝或消失；晚期膈面粗糙，由于肺纤维组织收缩和膈胸膜粘连，呈"天幕状"阴影。

（5）肺气肿：多为弥漫性、局限性、灶周性和泡性肺气肿。

（6）肺门和肺纹理变化：早期肺门阴影扩大，密度增高，边缘模糊不清，有时可见淋巴结增大，包膜下钙质沉着呈蛋壳样钙化，肺纹理增多或增粗变形；晚期肺门上举外移，肺纹理减少或消失。

3. 肺功能变化

矽肺早期即有肺功能损害，但由于肺脏的代偿功能很强，临床肺功能检查多属正常。随着病变进展，肺组织纤维化进一步加重，肺弹性下降，则可出现肺活量及肺总量降低；伴肺气肿和慢性炎症时，肺活量降低，最大通气量减少，所以矽肺患者的肺功能以混合性通气功能障碍多见；当肺泡大量损害、毛细血管壁增厚时，可出现弥散功能障碍。

（二）并发症

矽肺常见并发症有肺结核、肺及支气管感染、自发性气胸、肺心病等。一旦出现并发症，病情进展加剧，甚至死亡。其中，最为常见和危害最大的是肺结核。矽肺如果合并肺结核，矽肺的病情恶化，结核难以控制，矽肺合并肺结核是患者死亡的最常见原因。

（三）诊　断

1. 诊断的原则和方法

根据可靠的生产性粉尘接触史、现场劳动卫生学调查资料，以技术质量合格的高千伏 X 射线后前位胸片表现作为主要依据，参考受检者的动态系列胸片及尘肺流行病学调查情况，结合临床表现和实验室检查，排除其他肺部类似疾病后，照尘肺诊断高仟伏标准片作出尘肺病的诊断和 X 射线分期。对于职业史不清或只有单张胸片及胸片质量不佳者，应尽量查清职业史，重新拍摄出质量良好的 X 射线胸片，再行诊断，避免误诊和漏诊。按照《职工工伤与职业病致残程度鉴定》（GB7T16180—1996），由职业病执业医师组成的诊断组诊断，发给尘肺病诊断证明书，患者享受国家相应医疗和劳动保险待遇。

在诊断时应注意与下述疾病鉴别：急性和亚急性血行播散型肺结核、浸润型肺结核、肺含铁血黄素沉着症、肺癌、特发性肺间质纤维化、变态反应性肺泡炎、肺真菌病、肺泡微石症等。

2. 尘肺诊断标准

2009 年，我国重新颁布新的《尘肺病诊断标准》（GBZ70—2009），从 2009 年 11 月 1 日起开始实施。新诊断标准如下：

（1）观察对象：粉尘作业人员健康检查发现 X 射线胸片有不能确定的尘肺样影像改变，其性质和程度需要在一定期限内进行动态观察者。

（2）一期尘肺：有总体密集度 1 级的小阴影，分布范围至少达到 2 个肺区。

（3）二期尘肺：有总体密集度 2 级的小阴影，分布范围超过 4 个肺区；或有总体密集度 3 级的小阴影，分布范围达到 4 个肺区。

（4）三期尘肺：有下列三种表现之一者：① 有大阴影出现，其长径不小于 20 mm，短径不小于 10 mm；② 有总体密集度 3 级的小阴影，分布范围超过 4 个肺区并有小阴影聚集；③ 有总体密集度 3 级的小阴影，分布范围超过 4 个肺区并有大阴影。

六、尘肺患者的处理

（一）治　疗

目前尚无根治尘肺的办法。我国学者多年来研究了数种治疗矽肺的药物，在动物模型上具有一定的抑制胶原纤维增生等作用，临床试用中有某种程度上的减轻症状、延缓病情进展的疗效，但有待继续观察和评估。大容量肺泡灌洗术是目前尘肺治疗的一种探索性方法，可排出一定数量的沉积于呼吸道和肺泡中的粉尘，一定程度上缓解患者的临床症状，延长尘肺病的进展，但由于存在术中及术后并发症，因而存在一定的治疗风险，远期疗效也有待于继续观察研究。尘肺病人应根据病情需要进行综合治疗，积极预防和治疗肺结核及其他并发症，以期减轻症状，延缓病情进展，延长病人寿命，提高病人生活质量。

1. 保健康复治疗

及时脱离接尘作业环境，定期复查、随访，积极预防呼吸道感染等并发症的发生；进行适当的体育锻炼，加强营养，提高机体抵抗力，进行呼吸肌功能锻炼；养成良好的生活习惯，饮食、起居规律，戒掉不良的生活习惯，如吸烟、酗酒等，提高家庭护理质量。

2. 对症治疗

镇咳，可选用适当的镇咳药治疗，但病人痰量较多时慎用，应采用先祛痰后镇咳的治疗原则；通畅呼吸道，解痉、平喘；清除积痰（侧卧叩背、吸痰、湿化呼吸道、应用祛痰药）；氧疗，根据实际情况可采取间断或持续低流量吸氧以纠正缺氧状态，改善肺通气功能和缓解呼吸肌疲劳。

3. 并发症治疗

（1）积极控制呼吸系统感染：尘肺病人的机体抵抗力降低，尤其呼吸系统的清除自净能力下降，呼吸系统炎症，特别是肺内感染（包括肺结核）是尘肺病人最常见、最频发的并发症，而肺内感染又是促进尘肺病进展的重要因素，因而尽快尽早控制肺内感染对于尘肺病患者来说尤为重要。抗感染治疗时，应避免滥用抗生素，并密切关注长期使用抗生素后引发真菌感染的可能。

（2）慢性肺源性心脏病的治疗：应用强心剂（如洋地黄）、利尿剂（如选用氢氯噻嗪）、血管扩张剂（如选用酚妥拉明、硝普钠）等措施对症处理。

（3）呼吸衰竭的治疗：可采用氧疗、通畅呼吸道（解痉、平喘、祛痰等措施）、抗炎、纠正电解质紊乱和酸碱平衡失调等措施综合治疗。

（二）职业病致残程度鉴定

尘肺患者确诊后，应依据其 X 射线诊断尘肺期别、肺功能损伤程度和呼吸困难程度，进行职业病致残程度鉴定。

（三）患者安置原则

（1）尘肺一经确诊，不论期别，均应及时调离接尘作业。不能及时调离的，必须报告当地劳动、卫生行政主管部门，设法尽早调离。

（2）伤残程度轻者（六级、七级），可安排在非接尘作业从事劳动强度不大的工作。

（3）伤残程度中等者（四级），可安排在非接尘作业做一些力所能及的工作，或在医务人员的指导下，从事康复活动。

（4）伤残程度重者（二级、三级），不担负任何工作，在医务人员指导下从事康复活动。

第三节　煤尘的危害及其预防

煤是主要能源和化工原料之一，可分为褐煤、烟煤和无烟煤。我国多数煤矿为井工开采，井工开采的主要工序是掘进和采煤。岩石掘进可产生大量岩石粉尘，岩石掘进工作面粉尘中游离二氧化硅多数在30%～50%，是煤矿粉尘危害最严重的工序。采煤工作面的粉尘主要是煤尘，游离二氧化硅含量较低，多数在5%以下。但由于地质构造复杂多变，煤层和岩层常交错存在，所以在采煤过程中常产生大量煤岩混合尘，称为煤矽尘。随着采煤机械化程度的提高，煤的粉碎程度提高，粉尘产生量及分散度也随之增大，煤尘和煤矽尘是仅次于矽尘的对工人健康造成明显危害的煤矿粉尘。

煤工尘肺（CWP）是指煤矿作业工人长期吸入生产性粉尘所引起的尘肺的总称。煤矿生产的工种和工序比较多，不同工种和工序的工作面空气中粉尘性质不同，工人接触粉尘的情况也各不相同。在煤矿开采过程中，由于工种不同，工人可分别接触煤尘、煤矽尘和矽尘，从而引起肺的弥漫性纤维化，统称为煤工尘肺。

一、接触机会

煤矿除掘进岩石巷道以外的各工种，选煤厂选煤工、煤球制造工、车站和码头煤炭装卸工均接触煤尘或煤矽混合尘。煤工尘肺的发病情况，因开采方式不同有很大差异。露天煤矿工人的尘肺患病率很低，井下开采工作面的粉尘浓度和粉尘分散度均高于露天矿，尘肺患病率和发病率均较高。我国地域广大，地层结构复杂，各地煤工尘肺患病率有很大差异，为 0.92%～24.1%，其中矽肺占11.4%，煤矽肺占87.6%，煤肺占1.0%。不同煤种的致病能力不同，由强到弱依次为无烟煤、烟煤、褐煤。截至 2010 年底，全国煤矿企业累计尘肺病患者约 35 万例（不包括乡镇煤矿），全行业每年尘肺病死亡病例已超过生产安全事故死亡人数的 2 倍。因此，加强煤矿防尘工作，减少煤矿尘肺病发生是一项迫切的任务。

二、病理改变

煤工尘肺的病理改变随吸入的矽尘与煤尘的比例不同而有所差异，除了凿岩工所患矽肺外，基本上属混合型，多兼有间质性弥漫纤维化和结节型两种特征。主要病理改变有：

1. 煤　斑

煤斑又称煤尘灶，是煤工尘肺最常见的原发性、特征性病变，是病理诊断的基础指标。肉眼观察呈灶状，色黑，质软，直径 2～5 mm，圆或不规则形，境界不清，多在肺小叶间隔和胸膜交角处，呈网状或条索状分布。

2. 灶周肺气肿

它是煤工尘肺病理的又一特征。煤工尘肺常见的肺气肿有两种：一种是局限性肺气肿，为散在分布于煤斑旁的扩大气腔，与煤斑共存；另一种是小叶中心性肺气肿，在煤斑的中心或煤尘灶的周边，有扩张的气腔，居小叶中心，称为小叶中心性肺气肿，这是由于煤尘和尘细胞在Ⅱ级呼吸性细支气管周围堆积，使管壁平滑肌等结构受损，从而导致灶周肺气肿的形成。如果病变进一步发展，向肺泡道、肺泡管及肺泡扩展，即波及全小叶形成全小叶肺气肿。

3. 煤矽结节

肉眼观察呈圆形或不规则形，大小为 2～5 mm 或稍大，色黑，质坚实。在肺切面上稍向表面凸起。镜下观察可见到两种类型：典型煤矽结节，其中心部由漩涡样排列的胶原纤维构成，可发生透明样变，胶原纤维之间有明显煤尘沉着，周边则有大量煤尘细胞、成纤维细胞、网状纤维和少量的胶原纤维，向四周延伸呈放射状；非典型煤矽结节，无胶原纤维核心，胶原纤维束排列不规则并较为松散，尘细胞分散于纤维束之间。吸入粉尘中含游离二氧化硅高者，也可见部分典型矽结节。

4. 弥漫性纤维化

在肺泡间隔、小叶间隔、小血管和细支气管周围和胸膜下，出现程度不同的间质细胞和纤维增生，并有煤尘和尘细胞沉着，间质增宽变厚，晚期形成粗细不等的条索和弥漫性纤维网架，肺间质纤维增生。

5. 大块纤维化

又称为进行性块状纤维化，是煤工尘肺晚期的一种表现，但不是晚期煤工尘肺的必然结果。肺组织出现 2 cm × 2 cm × 1 cm 的一致性致密的黑色块状病变，多分布在两肺上部和后部，右肺多于左肺。病灶呈长梭形、不整形、少数似圆形，边界清楚，也就是通常 X 射线所谓的融合块状阴影。镜下观察，其组织结构有两种类型，一种为弥漫性纤维化，在大块纤维组织中和大块病灶周围有很多煤尘和煤尘细胞，而见不到结节改变；另一种为大块纤维化病灶中可见煤矽结节，但间质纤维化和煤尘仍为主要病变。

煤工尘肺的大块纤维化与矽肺融合团块不同，在矽肺融合团块中结节较多，间质纤维化相对较少。有时在团块病灶中见到空洞形成，洞内积聚墨汁样物质，周围可见明显代偿性肺气肿，在肺的边缘也可发生边缘性肺气肿。

另外，胸膜呈轻度至中等度增厚，在脏层胸膜下，特别是与小叶间隔相连处有数量不等的煤尘、煤斑、煤矽结节等。肺门和支气管旁淋巴结多肿大，色黑质硬，镜下可见煤尘、煤尘细胞灶和煤矽结节。

三、临床表现与诊断

（一）症状、体征和肺功能改变

患者早期一般无症状，当病变进展，尤其发展为大块纤维化或者合并支气管或肺部感染时才会出现呼吸系统症状和体征，如气短、胸痛、胸闷、咳嗽、咳痰等。从事稍重劳动或爬坡时，气短加重；秋冬季咳嗽、咳痰增多。在合并肺部感染、支气管炎时，才可观察到相应的体征。

（二）X 射线胸片影像

煤工尘肺 X 射线表现也是其病理改变在胸片上的反映，煤工尘肺不论是煤矽肺还是煤肺，X 射线上主要表现为圆形小阴影、不规则形小阴影和大阴影，还有肺纹理和肺门阴影的异常变化，但多缺乏特异性。

1. 圆形小阴影

煤工尘肺 X 射线表现以圆形小阴影为主者较为多见，多为 p 类和 q 类圆形小阴影。其病理基础是矽结节、煤矽结节及煤尘纤维灶。圆形小阴影的形态、数量和大小往往与患者长期从事的工种即与接触粉尘的性质和浓度有关。

2. 不规则形小阴影

较圆形小阴影少见。多呈网状，有的密集呈蜂窝状，致密度不高。其病理基础为煤尘灶、弥漫性间质纤维化、细支气管扩张、肺小叶中心性肺气肿。

3. 大阴影

矽肺和煤矽肺患者胸片上可见到大阴影，胸片动态观察可看到大阴影多是由小阴影增大、聚集、融合而形成；也可由少量斑片、条索状阴影逐渐相连并融合呈条带状。周边肺气肿比较明显，形成边缘清楚、密度较浓、均匀一致的大阴影。多在两肺上、中区出现，左右对称。煤肺患者晚期罕见大阴影。

煤工尘肺按《尘肺病诊断标准》（GBZ70—2009）进行诊断和分期。治疗方法同矽肺。

四、预防控制措施

（一）职业卫生标准

2010年，国家煤矿安全监察局在《煤矿作业场所职业危害防治规定（试行）》中将煤矿粉尘的职业接触限值定为：游离二氧化硅含量≤5%的煤尘，呼吸性粉尘浓度为 5.0 mg/m³；游离二氧化硅含量 5%～10%、11%～29%、30%～49%、≥50% 的岩尘，呼吸性粉尘浓度分别为 2.5、1.0、0.5、0.2 mg/m³；将呼吸性粉尘浓度超过接触限值 10 倍以上 20 倍以下且未采取有效治理措施的，比照一般事故进行调查处理；呼吸性粉尘浓度超过接触限值 20 倍以上且未采取有效治理措施的，比照较大事故进行调查处理。

（二）粉尘检测

1. 采样点布置

粉尘监测采样点的选择和布置要求如下：① 回采工作面：煤机落煤、工作面多工序同时采样点在作业回风侧 10～15 m 处；司机操作采煤机、液压支架工移架、回柱放顶移刮板输送机、司机操作刨煤机、工作面爆破处，采样点在工人作业的地点；风镐、手工落煤及人工攉煤、工作面顺槽钻机钻孔、煤电钻打眼、薄煤层刨煤机落煤，采样点在回风侧 3～5 m 处。② 掘进工作面：掘进机作业、机械装岩、人工岩、刷帮、挑顶、拉底，采样点在距作业地点回风侧 4～5 m 处；掘进机司机操作掘进机、砌碹、切割联络眼、工作面爆破作业，采样点在工人作业地点；风钻、电煤钻打眼、打眼与装岩机同时作业，采样点在距作业地点 3～5 m 及巷道中部。③ 锚喷：打眼、打锚杆、喷浆、搅拌上料、装卸料,采样点在距作业地点回风侧 5~10 m 处。④ 转载点:刮板输送机作业、带式输送机作业、装煤(岩)点及翻罐笼,采样点在回风侧 5~10 m 处;翻罐笼司机和放煤工人作业、人工装卸料,采样点在作业人员作业地点。⑤ 井下其他场所:地质刻槽、维修巷道采样点在作业人员回风侧 3~5 m 处;材料库、配电室、水泵房、机修硐室等处工人作业,采样点在作业人员活动范围内。⑥ 露天煤矿:钻机穿孔、电铲作业采样点在下风侧 3~5 m 处;钻机司机操作钻机、电铲司机操作电铲,采样点在司机室内。⑦ 地面作业场所:地面煤仓等处进行生产作业,采样点在作业人员活动范围内。

2. 检测周期

建议的检测周期为:采、掘(剥)工作面工班(8 小时)个体呼吸性粉尘为 3 个月 1 次;其他地点个体呼吸性粉尘为 6 个月 1 次;定点采样呼吸性粉尘 1 个月 1 次;粉尘分散度及游离二氧化硅含量均 6 个月 1 次。

3. 粉尘监测人员及设备配备

监测尘点数量分为 < 20、20~40、40~60、> 60 个,检测人员数分别为 1、2、3、4 人,检测仪器分别为 2、4、6、8 台以上;露天煤矿和地面工厂检测人员 2 人以上,仪器 4 台以上。

(三)防尘降尘

矿井必须建立完善的防尘洒水系统,掘进井巷和硐室时,必须采用湿式钻眼,冲洗井壁巷帮,使用水炮泥,爆破过程中采用高压喷雾(喷雾压力不低于 8 MPa)或压气喷雾降尘、装岩(煤)洒水和净化风流等综合防尘措施;在煤、岩层中钻孔,应采取湿式作业。炮采工作面应采取湿式钻眼法,使用水炮泥;爆破前、后应冲洗煤壁,爆破时应采用高压喷雾(喷雾压力不低于 8 MPa)或压气喷雾降尘,出煤时应当洒水降尘。采煤机必须安装内、外喷雾装置,液压支架必须安装自动喷雾降尘装置;破碎机必须安装防尘罩,并加装喷雾装置或用除尘器抽尘净化;放顶采煤工作面的放煤口,必须安装高压喷雾装置;掘进机掘进作业时,应使用内、外喷雾装置和除尘器构成的综合防尘系统,并对掘进头含尘气流进行有效控制。采掘工作面回风巷应安设至少 2 道自动控制风流净化水幕。井下煤仓放煤口、溜煤眼放煤口以及地面带式输送机走廊,都必须安设喷雾装置或除尘器,作业时进行喷雾降尘或用除尘器除尘。

（四）监督检查

地方各级煤矿安全监管部门负责对煤矿职业危害防治工作进行日常性的监督检查；各级煤矿安全监察机构负责对煤矿职业危害防治工作实施专项监察。

第四节　其他尘肺病及其预防

一、硅酸盐尘与硅酸盐尘肺

硅酸盐是指由二氧化硅、金属氧化物和结晶水组成的无机物，按其来源分为天然和人造两种。天然硅酸盐广泛分布于自然界中，是地壳的主要构成成分，由二氧化硅与钾、铝、铁、镁和钙等元素以不同结合形式组成。人造硅酸盐是由石英和碱类物质焙烧化合而成。

在生产环境中因长期吸入硅酸盐尘所致的尘肺，统称硅酸盐尘肺。硅酸盐尘肺具有以下共同特点：① 病理改变主要表现为肺间质弥漫性纤维化，组织切片中可见含铁小体。② 胸部 X 射线改变以不规则形小阴影为主。③ 自觉症状和体征一般较明显，肺功能改变出现较早，早期为气道阻塞和肺活量下降，晚期出现"限制性综合征"，气体交换功能障碍。④ 气管炎、肺部感染和胸膜炎等并发症多见，肺结核合并率较矽肺低。

二、石棉肺

石棉肺是在生产过程中长期吸入石棉粉尘所引起的以肺部弥漫性纤维化改变为主的疾病。其特点是全肺弥漫性纤维化，是弥漫性纤维化型尘肺的典型代表，不出现或极少出现结节性损害。石棉肺是硅酸盐尘肺中最常见、危害最严重的一种。

（一）石棉的种类

石棉属于硅酸盐类矿物，化学成分为羟基硅酸镁，含有氧化镁、铝、钾、铁、硅等成分。按照晶体结构和化学成分划分，石棉可分为蛇纹石类和闪石类两种类型。

（二）石棉的理化特性及其在发病学上的意义

石棉是一族天然的纤维性晶形含水硅酸盐矿物，纤维性石棉都具有抗拉性强、不易断裂、耐火、隔热、耐酸碱和绝缘性能好等特点。由于多样而优异的工艺性能，石棉在工业上的用途达 3 000 种以上。石棉纤维粗细随品种而异，其直径大小依次为直闪石 > 铁石棉 > 温石棉 > 青石棉。粒径越小，则沉积在肺内的量越多，对肺组织的穿透力也越强，故青石棉致纤维化和致癌作用都最强，而且出现病变早，形成石棉小体多。温石棉富含氧化镁，在肺内易溶解，因而在肺内清除比青石棉和铁石棉快。动物实验发现，不同粉尘的细胞毒性依次为石英 > 青石棉 > 温石棉。

（三）接触作业

接触石棉的主要作业是采矿、加工和使用，如石棉采矿、选矿、纺织、建筑、绝缘、造船、造炉、电焊、耐火材料、石棉制品检修、保温材料、刹车板制造和使用等工人。

（四）石棉的吸入与归宿

石棉纤维粉尘进入呼吸道后，多通过截留方式沉积，较长的纤维易在支气管分叉处被截留，直径小于 3 μm 的纤维才易进入肺泡。进入肺泡的石棉纤维大多被巨噬细胞吞噬，小于 5 μm 的纤维可以完全被吞噬。一根长纤维可由两个或多个细胞同时吞噬。吞噬后大部分由黏液纤毛系统排出，部分经由淋巴系统廓清，部分滞留于肺内，还有部分直而硬的纤维可穿过肺组织到达胸膜。

（五）影响石棉肺发病的因素

石棉种类、石棉纤维长度、石棉纤维尘浓度、接触石棉粉尘时间和接触者个体差异等均可影响石棉肺发病。较柔软而易弯曲的温石棉纤维易被阻留于细支气管上部气道并清除，直而硬的闪石类纤维，如青石棉和铁石棉纤维可穿透肺组织，并可达到胸膜，导致胸膜疾患；过去认为只有长的石棉纤维，即 > 20 μm 才有致纤维化作用，现已证实 < 5 μm 的石棉纤维也能引起肺纤维化；粉尘中含石棉纤维量越高，接触时间越长，吸入肺内纤维越多，越易引起肺纤维化。脱离粉尘作业后仍可发生石棉肺。此外，接触者个体差异及其生活习性，如吸烟等均与石棉肺发病有关。

（六）石棉肺的病理改变与发病机制

1. 病理改变

石棉肺的病变特点是肺间质弥漫性纤维化，可见石棉小体及脏层胸膜肥厚和在壁层胸膜形成胸膜斑。肉眼观察，早期仅两肺胸膜轻度增厚，并丧失光泽。随着病变进展，两肺切面出现粗细不等的灰黑白色弥漫性纤维化索条和网架，为石棉肺的典型特征。晚期病例，两肺明显缩小、变硬，切面为典型的弥漫性纤维化伴蜂房样变。显微镜下，石棉纤维主要沉积于呼吸性细支气管及其相邻的部位，诱发呼吸性细支气管肺泡炎，表现为大量中性粒细胞渗出，伴有浆液纤维素进入肺泡腔内，基底膜肿胀或裸露，上皮细胞坏死脱落。病变过渡到修复和纤维化阶段后，肺泡腔内巨噬细胞大量集结与成纤维细胞共同形成肉芽肿，逐渐产生网状纤维和胶原纤维，导致呼吸性细支气管肺泡结构破坏。病变进展至中期时，纤维化纵深扩延超出小叶范围，致使小叶间隔和胸膜以及血管支气管周围形成纤维肥厚或索条，相邻病灶融合连接构成网架，以两肺下叶为主。疾病晚期，胸膜下区大块纤维化广泛严重伴蜂房状改变。石棉肺大块纤维化的显著特点在于，几乎全部由弥漫性纤维组织、残存的肺泡小岛和集中靠拢的粗大血管、支气管所构成，与主要由矽结节密集融合所形成的矽肺块的结构完全不同。

石棉小体系石棉纤维被巨噬细胞吞噬后，由一层含铁蛋白颗粒和酸性黏多糖包裹沉积于石棉纤维之上所形成。铁反应阳性，故又称含铁小体。石棉小体长 10～300 μm，粗 1～5 μm，金黄色，典型者呈哑铃状、鼓槌状、分节或念珠样结构。石棉小体数量多少与肺纤维化程度不一定平行。

胸膜对石棉的反应包括胸膜斑、胸膜渗出和弥漫性胸膜增厚。胸膜斑是指厚度>5mm 的局限性胸膜增厚，典型胸膜斑主要在壁层形成，常位于两侧中、下胸壁，高出表面，乳白色或象牙色，表面光滑，与周围胸膜分界清楚。显微镜下，胸膜斑由玻璃样变的粗大胶原纤维束构成，相对无血管、无细胞，有时可见钙盐沉着。胸膜斑也被看做是接触石棉的一个病理学和放射学标志，它可以是接触石棉者的唯一病变，可不伴有石棉肺。

2. 发病机制

石棉肺纤维化的发病机制至今尚不清楚，根据近年来的研究报道，将石棉损伤细胞和致肺纤维化的发病机制归纳为几个方面。

（1）物理特性：石棉的致纤维化作用可能与其所共有的物理特性，即纤维性、坚韧性和多丝结构有关。石棉纤维的长短与纤维化的关系已讨论多年，倾向性的看法认为，长纤维石棉（＞10 pm）致纤维化能力更强。但不少研究证实，短纤维（＜5 μm）石棉因其具有更强的穿透力而大量进入肺深部，甚至远至胸膜，因而不仅具致弥漫性纤维化潜能，而且能引起严重的胸膜病变：胸膜斑、胸膜积液或间皮瘤。

（2）细胞毒性作用：近年研究表明，温石棉纤维的细胞毒性作用似乎强于闪石类纤维。

当温石棉纤维与细胞膜相接触时，其表面的镁离子及其正电荷与巨噬细胞的膜性结构相互作用，致膜上的糖蛋白，特别是唾液酸基团丧失活性，形成离子通道，钾钠泵功能失调，使细胞膜的通透性增高和溶酶体酶释放，进而细胞肿胀、崩解。

此外石棉还可诱导刺激肺泡巨噬细胞产生活性氧、活性氮等自由基，造成染色体 DNA 和细胞膜的氧化损伤，导致整个肺泡结构破坏，造成不可逆性纤维化。

（七）临床表现和诊断

1. 症状和体征

患者自觉症状出现比矽肺早，主要是咳嗽和呼吸困难。咳嗽一般为干咳或少许黏液性痰，难于咳出。呼吸困难早期出现于体力活动时，晚期患者在静息时也发生气急。若有持续性胸痛，首先要考虑的是肺癌和恶性间皮瘤。

石棉肺特征性的体征是双下肺出现捻发音，随病情加重，捻发音可扩展至中、上肺区，其声音也由细小变粗糙。晚期患者可有杵状指（趾）等体征，伴肺源性心脏病者，可有心肺功能不全症状和体征。

2. 肺功能

石棉肺患者由于肺间质弥漫性纤维化，严重损害肺功能。早期肺功能损害是由于弥漫性纤维化后，肺脏硬化，从而导致肺顺应性降低，表现为肺活量渐进性下降，这是石棉肺肺功能损害的特征。弥散量改变是发现早期石棉肺的最敏感指标之一，有报道认为它的下降早于肺活量。如果同时伴有肺气肿，则残气量和肺总量可能正常或稍高。

3. X 射线胸片变化

主要表现为不规则形小阴影和胸膜改变。不规则形小阴影是石棉肺 X 射线表现的特征，也是石棉肺诊断分期的主要依据。早期多在两肺下区出现密集度较低的不规则形阴影，随病变进展而增粗增多，呈网状并逐渐扩展到两肺中、上肺区。

　　胸膜改变包括：胸膜斑、胸膜增厚和胸膜钙化。胸膜斑是我国石棉肺诊断分期的指标之一。胸膜斑分布多在双下肺侧胸壁 6～10 肋间，不累及肺尖和肋膈角，不发生粘连。斑影外缘与肋骨重合，内缘清晰，呈致密条状或不规则阴影。胸膜斑较少见于膈胸膜和心包膜。弥漫性胸膜增厚呈不规则阴影，中、下肺区明显，有时可见到条、片或点状密度增高的胸膜钙化影。若纵隔胸膜增厚并与心包膜和肺组织纤维化交叉重叠导致心缘轮廓不清，形成"篷发状心"，此为诊断三期石棉肺的重要依据之一。

　　4. 并发症

　　晚期石棉肺患者并发呼吸道及肺部感染比矽肺多见，但合并结核者比矽肺少，由于反复感染，往往可致心力衰竭。石棉肺患者并发肺心病的概率比较矽肺患者多，且较为严重。肺癌和恶性间皮瘤是石棉肺的严重并发症。

　　石棉肺按《尘肺病诊断标准》（GBZ70—2009）进行诊断和分期。

（八）石棉粉尘与肿瘤

　　石棉是公认的致癌物，石棉纤维在肺中沉积可导致肺癌和恶性间皮瘤。石棉不仅危害接尘工人，而且因其使用广泛而污染大气和水源，危害广大居民。

　　1. 肺　癌

　　石棉可致肺癌已由国际癌症研究中心（AIRC）确认。石棉接触者或石棉肺患者肺癌发生率显著增高。影响肺癌发生的因素是多方面的，如石棉粉尘接触量、石棉纤维类型、工种、吸烟习惯和肺内纤维化存在与否等。石棉诱发肺癌发病潜伏期一般是 15～20 年。不同类型石棉致癌作用不同，一般认为青石棉的致癌作用最强，其次是温石棉、铁石棉。肺癌的组织学类型以外周型腺癌为多，且常见于两肺下叶的纤维化区域。石棉的致癌作用被归因于：① 石棉纤维的特殊物理性能。② 吸附于石棉纤维的多环芳烃物质。③ 石棉中所混杂的某些稀有金属或放射性物质。④ 吸烟的协同作用。

　　2. 间皮瘤

　　间皮瘤分良性和恶性两类，石棉接触与恶性间皮瘤有关，间皮瘤可发生于胸腹、腹膜，以胸膜最多见。间皮瘤的潜伏期多数为 15～40 年。恶性间皮瘤的发生与接触石棉类型有关，致恶性间皮瘤强弱顺序为：青石棉>铁石棉>温石棉。关于石棉纤维诱发恶性间皮瘤的机制，一般认为主要是物理作用而非化学致癌，石棉纤维的粒径最为重要。石棉具有较强的致恶性间皮瘤潜能，可能与其纤维性状和多丝结构，容易断裂成巨大数量的微小纤维富集于胸膜有关；此外石棉纤维的耐久性和表面活性也是致癌的重要因素。

（九）预　防

预防石棉肺及有关疾病的关键在于从源头上消除石棉粉尘的危害，近年来一些发达国家已禁止使用石棉，并组织研制石棉代用品，发展中国家尽可能安全生产和使用温石棉。同时，对石棉作业工人要加强宣传吸烟的危害，说服他们戒烟。坚决贯彻执行国家有关加强防止石棉纤维粉尘的危害的规定。

三、石墨尘肺

石墨尘肺是长期吸入较高浓度石墨粉尘导致的肺部呈弥漫性纤维化和肺气肿病变的尘肺。

（一）理化特性及接触机会

石墨是一种银白色、有金属光泽的结晶型碳，呈银灰或黑色，是炭的异型物质。比重为 2.1 ~ 2.3，排列为四层六角形的层状晶体结构。石墨分为天然和人工合成（又称高温石墨）两种。天然石墨是混有各种矿物质的结晶碳元素，石墨矿石中石墨含量一般为 4% ~ 20%，游离型 SiO_2 的含量有很大差异：石墨矿含 13.5% ~ 25.9%，中碳石墨含 0.5% ~ 5.0%。天然石墨粉尘在肺组织引起的肉芽肿和间质纤维化，是由石墨本身引起的，而不是其中少量的 SiO_2 所致。人工合成石墨是用无烟煤、焦炭、沥青等经 3 000 ℃ 高温处理制成，石墨含量在90% 左右，游离二氧化硅含量极低，多在 0.1% 以下。

石墨化学性质较稳定，具有耐酸碱、耐高温、导电、导热、润滑、可塑、黏着力强、抗腐蚀等优良特性。在石墨矿的开采、碎矿、浮选、烘干、筛粉和包装各工序；以石墨为原料制造各种石墨制品，如坩埚、润滑剂、电极、耐腐蚀管材等；使用石墨作为钢锭涂复剂、铸模涂料等以及原子反应堆、原子能发电站、火箭、导弹等的建造和生产过程中均可导致石墨尘肺。石墨尘肺可分为两类：SiO_2 含量在 5% 以下的石墨粉尘所致的尘肺为石墨肺；SiO_2 含量超过5% 以上的石墨粉尘所致的尘肺为石墨矽肺。

石墨粉尘总粉尘时间加权平均容许浓度为 4 mg/m^3，短时间接触容许浓度为 6 mg/m^3；呼吸性粉尘时间加权平均容许浓度为 2 mg/m^3，短时间接触容许浓度为 3 mg/m^3。

（二）病理改变

石墨尘肺病理类型属尘斑型尘肺，酷似煤肺。肉眼观察胸膜表面有密集的、大小不等的灰黑色至黑色斑点，触摸有颗粒感，但不硬。肺门淋巴结呈黑色，轻度增大和变硬。肺切面可见 0.3 ~ 3 mm 大小的石墨尘斑，镜下可见早期在细支气管、肺泡、肺小支气管周围有石墨尘和含尘细胞聚集，形成石墨粉尘细胞灶及灶性肺气肿。

（三）临床表现

石墨尘肺发病工龄一般在 15 ~ 20 年。患者早期多症状轻微，且病情进展较缓慢。部分患者早期仅有轻度口、鼻、咽部发干，咳嗽、咯黑色黏痰，劳动后有胸闷、气短等症状。晚期特别是合并肺气肿后，症状比较明显。少数病例有通气功能减退，以阻塞性通气障碍为主。石墨尘肺病人体征少见，偶可看到杵状指，易并发感染，包括结核感染。

石墨尘肺患者的胸部 X 射线表现与煤肺相似，以"p"小阴影为主，有时可见"q"小阴影，肺纹理增多，常同时伴有不规则阴影存在。如看到较粗大的"r"小阴影，大多与患者接触游离二氧化硅含量较高的岩石粉尘有关。约有半数石墨尘肺患者肺门阴影密度增高，少数患者有轻微肺气肿、肋膈角变钝和胸膜增厚改变。

四、炭黑尘肺

生产和使用炭黑的工人长期吸入较高浓度炭黑粉尘所引起的尘肺称为炭黑尘肺。

（一）理化特性及接触机会

炭黑是气态或液态碳氢化合物，是工业碳素中的主要族类，一般多用石油、沥青、天然气、焦炭为原料，经不完全燃烧和加热降解制取。碳成分占 90% ~ 95%，含游离二氧化硅 0.5% ~ 1.5%。炭黑粉尘质量轻、颗粒细小，极易飞扬且长时间悬浮于空气中。炭黑广泛应用于橡胶、塑料、油漆、油墨、染料、唱片及干电池等工业。发生炭黑尘肺的主要工种是炭黑厂的筛粉、包装工，其次是使用炭黑制品工人，如电极厂配料、成型工，橡胶轮胎厂投料工。

炭黑粉尘总粉尘时间加权平均容许浓度为 4 mg/m³，短时间接触容许浓度为 8 mg/m³。

（二）病理改变

炭黑尘肺的病理改变与石墨尘肺、煤肺极为相似。两肺显著变黑；肺表面及肺切面可见 0.5 ~ 3 mm 的黑色尘斑，斑点呈多角形、质软且境界不清；有小叶中心性肺气肿。显微镜下见粉尘病变多在肺间质的血管周围，炭黑尘灶由聚集成堆的吞噬炭黑的尘细胞、炭黑尘及数量不等的胶原纤维组成，直径 0.5 ~ 1.5 mm；呼吸性细支气管周围可见灶性肺气肿。

（三）临床表现

炭黑尘肺发病工龄最短 15 年，最长 25 年以上，平均 24 年。患者临床症状主要有咳嗽、咯痰、气短，但不明显。少数患者肺功能有不同程度减退，以阻塞性通气障碍为主。多数患者无阳性体征，尚能参加正常生产劳动。病程极为缓慢，预后较好。

炭黑尘肺 X 射线改变也与石墨尘肺、煤肺相似。早期可见肺纹理明显增多，以中、下肺区较为明显。病变进展至肺野可见到 "p" 小阴影，有时能见到少许 "s" 小阴影，整个肺区呈毛玻璃感。偶能见到程度不等的肺气肿及轻度胸膜增厚、粘连改变，很少见到大阴影。

五、铝尘肺

铝尘肺是因长期吸入较高浓度金属铝尘或氧化铝粉尘所致的尘肺。

（一）理化特性及接触机会

铝是一种银白色轻金属，分布广泛，占地壳质量的 7.45%，仅次于氧和硅，在金属元素中居第一位。冶炼铝和生产铝粉等过程中可产生金属铝粉和氧化铝粉尘，金属铝粉分为粒状铝粉和片状铝粉，其铝含量分别为 96% 和 89% ~ 94%。金属铝及其合金比重轻、强度大，作为轻型结构材料广泛用于航空、船舶、建筑材料和电器等工业部门。金属铝粉用于制造炸药、导火剂等。用氧化铝经电炉熔融成的聚晶体（白刚玉）可制成磨料粉和磨具等，还用于制造冰晶石和氟化铝，并可用于生产电器绝缘制品。氧化铝的致纤维化作用远比金属铝轻。

铝及铝合金粉尘总粉尘时间加权平均容许浓度为 3 mg/m^3，短时间接触容许浓度为 4 mg/m^3；氧化铝总粉尘时间加权平均容许浓度为 4 mg/m^3，短时间接触容许浓度为 6 mg/m^3。

（二）病理改变

铝尘肺的病理改变主要为肺部弥漫性间质纤维化。肉眼观察，两肺大小正常或略缩小，表面呈灰黑色，质硬，胸膜可广泛增厚，切面见散在、境界不清的灰黑色纤维块、纤维索条、黑色斑点和尘灶。显微镜下可见弥漫性肺间质纤维化，铝尘大量沉着于终末细支气管壁、呼吸性细支气管及其所属肺泡间隔，形成大量圆形、椭圆形或星芒状小尘灶和小叶中心性肺气肿。肺泡内有大量粉尘及尘细胞沉积，粉尘沉着部位有程度不同的纤维化，管腔和所属的肺泡腔扩张，形成小叶中心性肺气肿。

（三）临床表现

铝尘肺发病工龄多为 10～32 年，平均 24 年，早期症状一般较轻，表现为咳嗽、气短、胸闷，伴全身乏力。合并支气管炎和肺部感染时，咳痰、发热，肺部可闻及干湿啰音。铝尘长期对鼻黏膜机械性和化学性刺激，可引起鼻腔干燥、鼻毛脱落、鼻黏膜和咽部充血、鼻甲肥大。早期对肺功能损伤较轻，以阻塞型或限制型通气功能障碍为主；晚期由于肺容积的缩小，以限制型或混合型通气功能障碍为主，伴有换气功能障碍，严重时反复肺内感染，呼吸衰竭死亡。

X 射线胸片可见较细的不规则形小阴影，多出现在两肺中下区，呈网状或蜂窝状，为比较均匀、广泛的弥漫性小阴影，网格宽度均在 1.5 mm 以下。也可见到密度较低的圆形小阴影，多为"p"形阴影，境界不十分清晰。随着病情进展，小阴影增多，可全肺分布，但无融合影出现。肺纹理紊乱，扭曲变形。Ⅲ期患者在上、中肺野可见大阴影。

六、电焊工尘肺

电焊工尘肺是长期吸入高浓度的电焊烟尘而引起的以慢性肺组织纤维增生损害为主的一种尘肺。

（一）理化特性及接触机会

电焊时产生的烟、尘取决于焊条种类和金属母材以及被焊金属。焊条药皮主要由大理石、萤石、茨石、石英、长石、锰铁、硅铁、钛铁、白云石、云母和纯碱等组成。电焊作业时在电弧高温（2 000～6 000 ℃）作用下，焊芯、药皮、焊接母材发生复杂的冶金反应，生成大部分为氧化铁，并可含二氧化硅、氧化锰、氟化物、臭氧、各种微量金属和氮氧化物的混合物烟尘或气溶胶，逸散在作业环境中。

电焊烟尘总粉尘时间加权平均容许浓度为 4 mg/m^3，短时间接触容许浓度为 6 mg/m^3。

（二）病理改变

肉眼观察两肺呈灰黑色，体积增大，重量增加，弹性减低；肺内可见散在大小不等、多呈不规则形或星芒状的尘灶，直径多为 1 mm；常有局限性胸膜增厚及气肿。显微镜下见两肺散在 1～3 mm 黑色尘斑或结节，常伴有灶周肺气肿。尘斑由大量含尘巨噬细胞及少数单核细胞构成，间有少许胶原纤维，分布在肺泡腔、肺泡间隔、呼吸性细支气管和血管周围。结节较大，一般 2 mm 左右，其中粉尘较少，胶原纤维成分较多。尘粒呈棕褐色，铁染色呈深蓝色强阳性反应，证明主要是氧化铁粉尘。

（三）临床表现

电焊工尘肺发病缓慢，发病工龄多在 15～20 年，最短发病工龄为 4 年。患者临床症状主要有胸闷、胸痛、咳嗽、咳痰和气短等，但很轻微。在 X 射线胸片已有改变时仍可能无明显自觉症状和体征。若无症状进行性加重，一般不影响工作。随病程发展，尤其是出现肺部感染或并发肺气肿后，可出现相应的临床表现。肺功能检查早期基本在正常范围，并发肺气肿等病变后肺功能才相应降低。电焊工尘肺可合并锰中毒、氟中毒和金属烟雾热等职业病。

X 射线表现早期以不规则形小阴影为主，多分布于两肺中、下区。圆形小阴影出现较晚，以"p"影为主，且有分布广、密集度低的特点，随病情发展，密集度逐渐增加。个别晚期病例出现大阴影。肺门一般不增大，很少有胸膜粘连和肺气肿。少数病例可见肺门密度增高、阴影增大、结构紊乱等征象。脱离作业后，很少有进展。

七、铸工尘肺

铸工尘肺是指铸造作业中的翻砂、造型作业者长期吸入成分复杂而游离 SiO_2 含量不高的粉尘，如陶土、高岭石、石墨、煤粉、石灰石和滑石等混合性粉尘，所引起的以结节型或尘斑型并伴有肺间质纤维化损害为主的尘肺。铸工尘肺不包括铸造中因型砂的粉碎、搅拌、运输、使用以及开箱、清沙、清理铸件时吸入游离二氧化硅含量极高的粉尘所引起的尘肺，后者应称为矽肺。

（一）理化特性及接触机会

铸造生产过程包括型砂配制、砂型制造、砂型干燥、合箱、浇铸、打箱和清砂等工序。型砂原料主要是天然砂，二氧化硅含量一般为 70% 以上；其次是黏土，主要成分是硅酸铝。型砂虽二氧化硅含量很高，但因使用型砂时要搅拌配成湿料，且砂型颗粒较大，故不易导致接触人群患矽肺，仅致铸工尘肺。铸造生产的铸件常分为铸钢、铸铁和有色合金铸件。铸钢的浇铸温度为 1 500 ℃左右，配料用耐火性强的石英砂（含游离二氧化硅 77% ~ 98%）；铸铁温度为 1 300 ℃，可用耐火性稍差的天然砂（含游离二氧化硅 70% ~ 85%）；铸有色金属合金温度为 1 100 ℃ 以下，也多用天然砂并混有黏土、石墨粉、焦炭粉等混合性材料。在铸造过程的各工序都可产生大量粉尘，并可引起尘肺。

铸工所接触粉尘的总粉尘时间加权平均容许浓度为 4 mg/m³，短时间接触容许浓度为 10 mg/m³；呼吸性粉尘时间加权平均容许浓度为 2 mg/m³，短时间接触容许浓度为 10 mg/m³。

（二）病理改变

铸工接触的粉尘游离二氧化硅含量低，以碳素类和硅酸盐类粉尘为主，这类粉尘引起的病变与碳素类尘肺和部分硅酸盐尘肺相似。病理检查可见胸膜表面和肺切面上有大小不等的灰黑色或黑色斑点。显微镜下可看到在肺泡、小叶间隔、小支气管和血管周围有大量的尘细胞灶及由尘细胞、粉尘和胶原纤维形成的粉尘纤维灶。在粉尘灶周围常伴有小叶心性肺气肿。有部分病例除粉尘纤维灶外，还可见少量典型或不典型矽结节。

（三）临床表现

铸工尘肺发病比较缓慢，发病工龄一般在 20 年以上，病情进展也比较缓慢。初期多无自觉症状，随着病变的进展而出现的胸闷、轻度胸痛、咳嗽、咯痰、气短等症状多不严重。由于砂型制造作业的空气中烟尘较大，且存在劳动姿势不良等原因，常可并发慢性支气管炎和肺气肿。病变初期肺功能多属正常，以后可逐渐出现阻塞性或以阻塞为主的通气功能障碍。但肺功能损害一般十分罕见，吸烟者合并慢性阻塞性肺疾病时常有气道气流限制性功能损害。

X 射线表现为两肺出现不规则形小阴影，以"t"阴影为多，"s"阴影相对较少，中、下肺区分布较明显；随着病情的进展，不规则形小阴影逐渐增多，并向中、上肺区扩展，呈网状或蜂窝状，常伴有明显肺气肿，两肺中、下肺区可出现圆形小阴影，以"p"影为主，数量较少，阴影密度较低，大阴影极为少见。

八、陶土尘肺

陶工尘肺是陶瓷制造工和瓷土采矿工长期吸入大量陶土粉尘而引起的尘肺。

（一）理化特性及接触机会

陶瓷是把石英、黏土、长石、石膏等粉碎后，经配料、制坯、成品、干燥、修坯、施釉、烧制等工艺过程制成的各种器皿或材料。作业场所多为石英和硅酸盐混合粉尘。不同工种工人接触粉尘的性质和所含游离二氧化硅的量也不一致。陶瓷制品各地制坯的原料不一致，配方也不同，游离二氧化硅含量通常在 8.7% ~ 65% 之间，分散度小于 5 μm 的占 70% ~ 90%。陶工在生产过程中可接触到这种混合粉尘。

膨润土（陶土）粉尘总粉尘时间加权平均容许浓度为 6 mg/m³，短时间接触容许浓度为 10 mg/m³。

（二）病理改变

肉眼观察，肺脏体积变化不大，质地软，肺表面及切面可见散在灰褐色 1 ~ 4 mm 的尘斑。显微镜下观察，病灶多为星芒状或不规整形的尘斑及混合性尘结节，位于呼吸性细支气管周围。肺泡、肺泡间隔、小血管和小支气管周围纤维化比较突出，常伴有灶周及小叶中心性肺气肿。胸膜肥厚，常以两肺上部尤其是以肺尖部明显，与煤矽肺、矽肺所见明显不同。

（三）临床表现

陶工尘肺发病比较缓慢，平均发病工龄 25 年以上。临床症状较轻，早期有轻度咳嗽，少量咯痰，多无呼吸困难，当体力劳动时才感到胸闷、气短。合并阻塞性肺气肿时，出现明显呼吸困难。晚期由于肺组织广泛纤维化，肺循环阻力增加，患者不能平卧，呼吸困难明显，出现发绀、心慌等症状。多无阳性体征，出现并发症时可有相应体征。肺功能测定有轻度损伤，以阻塞性通气障碍为主。容易并发肺结核，仅次于矽肺。肺引流淋巴结粟粒样小矽结节形成，偶有结节融合。

X 射线表现可见两肺多以不规则形弥漫性"s""t"阴影为主，粗细不等、长短不定，互相交织呈网状、蜂窝状。少数可见到圆形小阴影，间有肺气肿。肺门阴影扩大，密度增高，结构紊乱。随病情进展，小阴影数量增多，密度增高，分布范围扩大至两肺中上肺野外带，或显示"发白区"、斑片条，或有小阴影局部聚集形成融合灶、团块大阴影。晚期可见到典型大阴影，呈圆形、椭圆形或长条形，周边常有肺气肿。大阴影可由小阴影聚集融合形成，也可由斑点、条索状阴影融合而成。

第三章　化学毒物的职业危害及其预防

第一节　概　述

在一定条件下，较小剂量即可引起机体暂时或永久性病理改变，甚至危及生命的化学物质称为毒物；机体受毒物作用后引起一定程度损害而出现的疾病状态称为中毒。生产过程中产生的，存在于工作环境空气中的毒物称为生产性毒物；劳动者在生产劳动过程中由于接触生产性毒物而引起的中毒称为职业中毒。

一、生产性毒物的来源与存在形态

生产性毒物主要来源于原料、辅助原料、中间产品（中间体）、成品、副产品、夹杂物或废弃物，有时也来自热分解产物及反应产物，例如，聚氯乙烯塑料加热至 160～170 ℃ 时可分解产生氯化氢，磷化铝遇湿分解生成磷化氢等。生产性毒物可以固态、液态、气态或气溶胶的形式存在。

二、人体接触生产性毒物的机会

在生产劳动过程中，工人主要有以下操作或生产环节有机会接触到毒物，如原料的开采与提炼，加料和出料；成品的处理、包装；材料的加工、搬运、储藏；化学反应控制不当或加料失误而引起冒锅和冲料，物料输送管道或出料口发生堵塞，作业人员进入反应釜出料和清釜，储存气态化学物钢瓶的泄漏，废料的处理和回收，化学物的采样和分析，设备的保养、检修等。

此外，有些作业虽未应用有毒物质，但在一定条件下工人也可能接触到毒物，甚至引起中毒。例如，在有机物堆积且通风不良的场所（地窖、矿井下的废巷、化粪池、腌菜池等）作业可接触硫化氢，含砷矿渣的酸化或加水处理时可接触砷化氢，并有可能引起相应的急性中毒。

三、生产性毒物进入人体的途径

生产性毒物主要经呼吸道吸收进入人体，也可经皮肤和消化道吸收。

1. 呼吸道

因肺泡呼吸膜极薄，扩散面积大（$50 \sim 100 \ m^2$），供血丰富，呈气体、蒸气和气溶胶状态的毒物均可经呼吸道吸收进入人体，大部分生产性毒物均由此途径吸收进入人体而导致中毒。经呼吸道吸收的毒物，未经肝脏的生物转化解毒过程即直接进入大循环并分布于全身，故其毒作用发生较快。

2. 皮　肤

皮肤对外来化合物具有屏障作用，但有不少外来化合物可经皮肤吸收，如芳香族胺基和硝基化合物、有机磷酸酯类化合物、氨基甲酸酯类化合物、金属有机化合物（四乙铅）等，可通过完整皮肤吸收入血而引起中毒。经皮肤吸收的毒物也不经肝脏的生物转化解毒过程即直接进入大循环。

3. 消化道

在生产过程中，毒物经消化道摄入所致的职业中毒甚为少见，常见于事故性误服。由于个人卫生习惯不良或食物受毒物污染时，毒物也可经消化道进入体内。有的毒物如氰化物可被口腔黏膜吸收。

四、毒物的体内过程

1. 分　布

毒物被吸收后，随血液循环分布到全身。毒物在体内的分布主要取决于其进入细胞的能力及与组织的亲和力。大多数毒物在体内呈不均匀分布，相对集中于某些组织器官，如铅、氟集中于骨骼，一氧化碳集中于红细胞。在组织器官内相对集中的毒物随时间推移而呈动态变化。最初，常分布于血流量较大的组织器官，随后则逐渐转移至血液循环较差、组织亲和力较大的部位（靶组织或储存库）。

2. 生物转化

生物转化主要包括氧化、还原、水解和结合（或合成）四类反应。毒物经生物转化后，亲脂物质最终变为更具极性和水溶性的物质，有利于经尿或胆汁排出体外；同时，也使其透过生物膜进入细胞的能力以及与组织的亲和力减弱，从而降低或消除其毒性。但是，也有不少毒物经生物转化后其毒性反而增强，或由无毒转变为有毒。许多致癌物如芳香胺、苯并（α）芘等，均是经代谢转化而被活化。

3. 排　出

毒物可以原形或其代谢物的形式从体内排出。排出的速率对其毒效应有较大影响，排出缓慢的，其潜在的毒效应相对较大。

（1）肾脏：是排泄毒物及其代谢物最有效的器官，也是最重要的排泄途径。许多毒物均经肾脏排出，其排出速度除受肾小球滤过率、肾小管分泌及重吸收作用的影响外，还取决于毒物或其代谢物的相对分子质量、脂溶性、极性和离子化程度。尿中毒物或代谢物的浓度常与血液中的浓度密切相关，所以测定尿中毒物或其代谢物的含量水平，可间接衡量毒物的体内负荷情况；结合临床征象和其他检查，有助于诊断。

（2）呼吸道：气态毒物可以原形经呼吸道排出，如乙醚、苯蒸气等。排出的方式为被动扩散，排出的速率主要取决于肺泡呼吸膜内外气态毒物的分压差；通气量也影响其排出速度。

（3）消化道：肝脏是毒物排泄的重要器官，尤其对经胃肠道吸收的毒物更为重要。肝脏是许多毒物的生物转化器官，其代谢产物可直接排入胆汁随粪便排出。有些毒物如铅、锰等，可由肝细胞分泌，经胆汁随粪便排出。有些毒物经胆汁排入肠道后可被再吸收，形成肠肝循环。

（4）其他途径：如汞可经唾液腺排出；铅、锰、苯等可经乳腺排入乳汁；有的还可通过胎盘屏障进入胎儿体内，如铅等。头发和指甲虽不是排泄器官，但有的毒物如铅、砷等可富集于此，而排出体外。毒物在排出时可损害排出器官和组织，如镉可引起肾近曲小管损害，汞可产生口腔炎。

4. 蓄　积

进入机体的毒物或其代谢产物在接触间隔期内，如未能完全排出而逐渐在体内积累的现象称为毒物的蓄积。蓄积作用是引起慢性中毒的物质基础。当毒物的蓄积部位与其靶器官一致时，则易发生慢性中毒，例如，有机汞化合物蓄积于脑组织，可引起中枢神经系统损害。有些毒物因其代谢迅速，停止接触后，体内含量很快降低，难以检出；但反复接触，因损害效应的累积，仍可引起慢性中毒，例如，反复接触低浓度有机磷农药，由于每次接触所致的胆碱酯酶活力轻微抑制的叠加作用，最终引起酶活性明显抑制，而呈现功能蓄积。

五、职业中毒的预防

职业中毒的病因是生产性毒物，故预防职业中毒必须采取综合治理措施，从根本上消除、控制或尽可能减少毒物对职工的侵害。应遵循"三级预防"原则，倡导并推行"清洁生产"，重点做好"前期预防"。具体控制措施可概括为以下几个方面：

1. 根除毒物

从生产工艺流程中消除有毒物质，可用无毒或低毒物质代替有毒或高毒物质，例如，用硅整流器代替汞整流器，用无汞仪表代替含汞仪表；使用二甲苯代替苯作为溶剂或稀释剂等。但替代物不能影响产品质量，并需经毒理学评价，其实际危害性较小方可应用。因工艺要求必须使用高毒原料时，应强化局部密闭和/或通风排毒并经净化处理等措施，实行特殊管理。

2. 降低毒物浓度

减少人体接触毒物浓度，以保证不对接触者产生明显健康危害是预防职业中毒的关键。其中心环节是加强技术革新和通风排毒措施，将环境空气中的毒物浓度控制在国家职业卫生标准以内。

（1）技术革新：对生产有毒物质的作业，原则上应尽可能密闭生产，消除毒物逸散的条件。应用先进的技术和工艺，尽可能采取遥控或程序控制，最大限度地减少操作者接触毒物的机会。例如，手工电焊改为自动电焊；蓄电池生产中，干式铅粉灌注改为灌注铅膏等。

（2）通风排毒：在有毒物质生产过程中．如密闭不严或条件不许可，仍有毒物逸散于作业环境空气中时，应采用局部通风排毒系统，将毒物排出。其中最常用的为局部抽出式通风，包括排毒柜、排毒罩及槽边吸风等

3. 工艺、建筑布局

生产工序的布局不仅要满足生产上的需要，而且应符合职业卫生要求。有毒物逸散的作业，应根据毒物的毒性、浓度和接触人数等对作业区实行区分隔离，以免产生叠加影响。有害物质发生源，应布置在下风侧；如布置在同一建筑物内时，将发生有毒气体的生产工艺过程布置在建筑物的上层。对容易积存或被吸附的毒物如汞，可产生有毒粉尘飞扬的厂房，建筑物结构表面应符合有关卫生要求，防止沾积尘毒及二次飞扬。

4. 个体防护

个体防护是预防职业中毒的重要辅助措施。个体防护用品包括呼吸防护器、防护帽、防护眼镜、防护面罩、防护服和皮肤防护用品等。选择个人防护用品应注意其防护特性和效能。在使用时，应对使用者加以培训；平时经常保持良好的维护，才能使其很好地发挥效用。在有毒物质作业场所，还应设置必要的卫生设施，如盥洗设备、淋浴室、更衣室和个人专用衣箱。对能经皮肤吸收或局部作用危害大的毒物，还应配备皮肤和眼睛的冲洗设施。

5. 职业卫生服务

健全的职业卫生服务在预防职业中毒中极为重要，职业卫生人员除积极参与以上工作外，应对作业场所空气中毒物浓度进行定期或不定期的监测和监督；对接触有毒物质的人群实施健康监护，认真做好上岗前和定期健康检查，排除职业禁忌证，发现早期的健康损害，并及时采取有效的预防措施。

6. 安全卫生管理

管理制度不全、规章制度执行不严、设备维修不及时及违章操作等，是造成职业中毒的主要原因。因此，采取相应的管理措施来消除可能引发职业中毒的危险因素具有重要作用。应积极做好管理部门和作业者职业卫生知识的宣传教育，使有毒作业人员充分享有职业中毒危害的"知情权"，企业及安全卫生管理者应尽"危害告知"义务，双方共同参与职业中毒危害的控制和预防。此外，对接触毒物的作业人员，合理实施有毒作业保健待遇制度，适当开展体育锻炼，以增强体质，提高机体抵抗力。

第二节　金属与类金属中毒及其预防

金属和类金属及其合金、化合物广泛应用于各种工业，尤其在建筑、汽车、航空航天、电子和其他制造工业以及油漆、涂料和催化剂生产过程中大量使用。各种金属都是通过矿山开采、冶炼、精炼和加工后成为工业用金属原料。因此，从矿山开采、冶炼到加工成金属以及应用这些金属时，都会对车间和工作场所造成污染，给工人的身体健康造成潜在危害。

一、铅

（一）理化特性

铅（lead，Pb）为灰白色重金属。原子量 207.20，比重 11.3，熔点 327 ℃，沸点 1 740 ℃。当加热至 400～500 ℃ 时，即有大量铅蒸气逸出，在空气中氧化成氧化亚铅，并凝集为铅烟。随着熔铅温度升高，还可逐步生成氧化铅、三氧化二铅、四氧化三铅。金属铅不溶于水，但溶于稀盐酸、碳酸和有机酸。铅的化合物多为粉末状，大多不溶于水，可溶于酸；但醋酸铅、硝酸铅则易溶于水。

（二）接触机会

1. 铅矿开采及冶炼工业

开采的铅矿主要为方铅矿（硫化铅）、碳酸铅矿（白铅矿）及硫酸铅矿。开矿时，呼吸和消化道接触均为重要途径。在铅冶炼时，混料、烧结、还原和精炼过程中均可接触。在冶炼锌、锡、锑等含铅金属和制造铅合金时，也存在铅危害。

2. 熔铅作业

金属铅质地较软，延展性较大，常用于制造铅丝、铅皮、铅箔、铅管、铅槽、铅丸等，旧印刷业的铸版、铸字，制造电缆，焊接用的焊锡，废铅回收等，均可接触铅烟、铅尘或铅蒸气。

3. 铅化合物的应用

铅氧化物常用于制造蓄电池、玻璃、搪瓷、景泰蓝、铅丹、铅白、油漆、颜料、釉料、防锈剂、橡胶硫化促进剂等。铅的其他化合物如醋酸铅用于制药、化工工业，铬酸铅用于油漆、颜料、搪瓷等工业，碱式硫酸铅、碱式亚磷酸铅、硬脂酸铅等用做塑料稳定剂，砷酸铅用做杀虫剂、除草剂等。

（三）毒理作用

1. 吸 收

铅化合物可通过呼吸道和消化道吸收。生产过程中，铅及其化合物主要以粉尘、烟或蒸气的形式污染生产环境，所以呼吸道是主要吸入途径，其次是消化道。铅经呼吸道吸收较为迅速，吸入的氧化铅烟约有 40% 进入血液循环，其余由呼吸道排出；铅尘的吸收取决于颗粒大小和溶解度。铅经消化道吸收，主要是由在铅作业场所进食、饮水、吸烟或摄取被铅污染的食物引起；经消化道摄入的铅化合物有 5%～10% 通过胃肠道吸收，空腹时可高达 45%。铅及无机铅化合物不能通过完整皮肤，但四乙基铅可通过皮肤和黏膜吸收。儿童经过呼吸道和消化道对铅的吸收率明显高于成人。

2．分　布

血液中的铅 90% 以上与红细胞结合，其余在血浆中。血浆中的铅一部分是活性较大的可溶性铅，主要为磷酸氢铅和甘油磷酸铅，另一部分是血浆蛋白结合铅。血液中的铅初期随血液循环分布于全身各器官系统中，以肝、肌肉、皮肤、结缔组织含量较高，其次是肺、肾、脑。数周后，由软组织转移到骨，并以难溶的磷酸铅形式沉积下来。铅在骨内先进入长骨小梁部，然后逐渐分布于皮质。人体内 90%～95% 的铅储存于骨内，一部分比较稳定，半减期约为 20 年；一部分具有代谢活性，可迅速向血液和软组织转移，半减期约为 19 天，骨中铅与血液和软组织中的铅保持着动态平衡。

3．代　谢

铅在体内的代谢与钙相似，凡能影响钙在体内储存和排出的因素，均可影响铅的代谢。缺铁、缺钙及高脂饮食可增加胃肠道对铅的吸收；当缺钙或因感染、饮酒、外伤、服用酸性药物等改变体内酸碱平衡时，以及骨疾病（如骨质疏松、骨折），可导致骨内储存的磷酸铅转化为溶解度增大 100 倍的磷酸氢铅而进入血液，使血液中铅浓度短期内急剧升高，引起铅中毒症状发作或使其症状加重。

4．排　泄

体内的铅主要经肾脏随尿排出，尿中排出量可代表铅的吸收状况，正常人每日由尿排泄约 20～80 μg。少部分铅可随粪便、唾液、汗液、乳汁、月经、脱落的皮屑等排出。乳汁内的铅可影响婴儿，血铅也可通过胎盘进入胎儿体内而影响子代。

5．中毒作用机制

铅中毒的机制尚未完全阐明。铅作用于全身各器官和系统，主要累及神经系统、血液及造血系统、消化系统、心血管系统及肾脏等。目前认为出现卟啉代谢紊乱是铅中毒重要和较早的变化之一。在这个过程中，目前比较清楚的是铅抑制 δ-氨基-γ-酮戊酸脱水酶（ALAD）和血红素合成酶。ALAD 受抑制后，δ-氨基-γ-酮戊酸（ALA）形成胆色素原受阻，血 ALA 增加并由尿排出。血红素合成酶受抑制后，二价铁离子不能和原卟啉Ⅸ结合，使血红素合成受阻，同时红细胞游离原卟啉（FEP）增加，使体内的 Zn 离子被配合于原卟啉Ⅸ，形成锌原卟啉（ZPP）。铅还抑制 δ-氨基-γ-酮戊酸合成酶（ALAS），但由于 ALA 合成酶受血红素反馈调节，铅对血红素合成酶的抑制又间接促进 ALA 合成酶的生成。

此外，铅对红细胞，特别是骨髓中幼稚红细胞具有较强的毒作用，使点彩细胞形成增加。铅可使骨髓幼稚红细胞发生超微结构的改变，如核膜变薄，胞浆异常，高尔基体及线粒体肿胀，细胞成熟障碍等。铅在细胞内可与蛋白质的疏基结合，干扰多种细胞酶类活性，例如，铅可抑制细胞膜三磷酸腺苷酶，导致细胞内大量钾离子丧失，使红细胞表面物理特性发生改变，寿命缩短，脆性增加，导致溶血。

目前，铅对神经系统的损害日益受到关注。除了对神经系统的直接毒作用外，还由于血液中增多的 ALA 可通过血脑屏障进入脑组织，因其与 γ-氨基丁酸（GABA）化学结构相似，可与 GABA 竞争突触后膜上的 GABA 受体，产生竞争性抑制作用而干扰神经系统功能，使人出现意识、行为及神经效应等改变。铅还能影响脑内儿茶酚胺的代谢，使脑内和尿中高香草酸（HVA）和香草扁桃酸（VMA）显著增高，最终导致中毒性脑病和周围神经病。铅还可损害周围神经细胞内线粒体和微粒体，使神经细胞膜改变和脱髓鞘，表现为神经传导速度减慢；还可以引起轴索变性，导致垂腕。

铅可抑制肠壁碱性磷酸酶和 ATP 酶的活性，使肠壁和小动脉平滑肌痉挛收缩，肠道缺血引起肠绞痛。

铅还可影响肾小管上皮线粒体功能，抑制 ATP 酶活性，引起肾小管功能障碍甚至损伤，造成肾小管重吸收功能降低，同时还影响肾小球滤过率。

（四）临床表现

人体经口摄入大量铅化合物可致急性铅中毒，多表现为胃肠道症状，如恶心、呕吐、腹绞痛等，少数出现中毒性脑病。工业生产中急性中毒已极罕见。职业性铅中毒基本上为慢性中毒，早期表现为乏力、关节肌肉酸痛、胃肠道症状等。随着病情进展，可出现下列表现：

1. 神经系统

主要表现为类神经症、周围神经病，严重者出现中毒性脑病。类神经症是铅中毒早期的常见症状，表现为头昏、头痛、乏力、失眠、多梦、记忆力减退等，属功能性症状。周围神经病分为感觉型、运动型和混合型。感觉型表现为肢端麻木，四肢末端呈手套、袜套样感觉障碍。运动型表现为握力减退，进一步发展为伸肌无力和麻痹，甚至出现"腕下垂"或"足下垂"。严重铅中毒病例可出现中毒性脑病，表现为头痛、恶心、呕吐、高热、烦躁、抽搐、嗜睡、精神障碍、昏迷等症状，在职业性中毒中已极为少见。

2. 消化系统

表现为口内金属味、食欲减退、恶心、隐性腹痛、腹胀、腹泻与便秘交替出现等。重者可出现肠绞痛，多为突然发作，部位常在脐周，发作时患者面色苍白、烦躁、冷汗、体位卷曲，一般止痛药不易缓解，发作可持续数分钟以上；检查腹部常平坦柔软，轻度压痛但无固定点，肠鸣减弱，常伴有暂时性血压升高和眼底动脉痉挛。腹绞痛是慢性铅中毒急性发作的典型症状。

3. 血液及造血系统

可有轻度贫血，多呈低色素正常细胞型贫血，也有呈小细胞性贫血；卟啉代谢障碍，点彩红细胞、网织红细胞、碱粒红细胞增多等。

4. 其他

口腔卫生不好者，在齿龈与牙齿交界边缘上可出现由硫化铅颗粒沉淀形成的暗蓝色线，即铅线。部分患者肾脏受到损害，表现为近曲小管损伤引起的Fanconi 综合征，伴有氨基酸尿、糖尿和磷酸盐尿；少数较重患者可出现蛋白尿，尿中红细胞、管型及肾功能减退。此外，铅可使男性精子数目减少、活动力减弱和畸形率增加；还可导致女性月经失调、流产、早产、不育等。

（五）诊 断

根据确切的职业史及以神经、消化、造血系统为主的临床表现与有关实验室检查，参考作业环境调查，进行综合分析，排除其他原因引起的类似疾病，方可诊断。我国现行的《职业性慢性铅中毒诊断标准》（GBZ37—2002）规定如下：

1. 观察对象

有密切铅接触史，无铅中毒的临床表现，具有下列表现之一者：① 尿铅 ≥0.34 μmol/L（0.07 mg/L、70 μg/L）或 0.48 μmol/24 h（0.1 mg/24h、100 μg/24 h）；② 血铅 ≥ 1.9 μmol/L（0.4 mg/L、400 μg/L）；③ 诊断性驱铅试验后尿铅 ≥1.45 μmol/L（0.3 mg/L、300 μg/L）而 < 3.86 μmol/L（0.8 mg/L、800 μg/L）。

2. 轻度中毒

（1）血铅 ≥ 2.9 μmol/L（0.6 mg/L、600 μ/g/L）或尿铅 ≥ 0.58 μmol/L（0.12 mg/L、120 μg/L），且具有下列表现之一者：① 尿 δ-氨基-γ-酮戊酸 ≥61.0 μmol/L（8 mg/L、8 000 μg/L）；② 血红细胞游离原卟啉（FEP）≥3.56 μmol/L（2 mg/L、2 000 μg/L）；③ 红细胞锌原卟啉（ZPP）≥2.91 μmol/L（13.0 μg/gHb）；④ 有腹部隐痛、腹胀、便秘等症状。

（2）诊断性驱铅试验，尿铅 ≥ 3.86 μmol/L（0.8 mg/L、800 μg/L）或 4.82 μmol/24 h（1 mg/24 h、1 000 μg/24 h）者。

3. 中度中毒

在轻度中毒的基础上，具有下列表现之一者：① 腹绞痛；② 贫血；③ 轻度中毒性周围神经病。

4. 重度中毒

具有下列表现之一者：① 铅麻痹；② 中毒性脑病。

（六）处理原则

（1）观察对象可继续原工作，3～6 个月复查一次或进行驱铅试验，明确是否为轻度铅中毒。

（2）轻度、中度中毒治愈后可恢复原工作，不必调离铅作业。

（3）重度中毒必须调离铅作业，并根据病情给予治疗和休息。如需劳动能力鉴定者按 GB/T16180 处理。

（4）治疗方法。

① 驱铅疗法：常用金属配合剂驱铅，一般 3～4 日为一疗程，间隔 3～4 日，根据病情使用 3～5 个疗程，剂量及疗程应根据患者具体情况结合药物的品种、剂量而定。首选依地酸二钠钙（CaNa$_2$-EDTA），每日 1.0 g 静脉注射或加于 25% 葡萄糖液静脉滴注；CaNa$_2$-EDTA 可与体内的钙、锌等形成稳定的配合物而排出体外，可能导致血钙降低及其他元素排出过多，故长期用药可出现

"过络合综合征"，患者自觉疲劳、乏力、食欲减退等，应注意观察。二巯基丁二酸钠（Na-DMS）每日 1.0 g，用生理盐水或 5% 葡萄糖液配成 5%～10% 浓度静脉注射。二巯基丁二酸胶囊（DMSA）副作用小，可口服，剂量为 0.5 g，每日 3 次。

② 对症疗法：根据病情给予支持疗法，如适当休息、合理营养等；如有类神经症者给以镇静剂，腹绞痛发作时可静脉注射葡萄糖酸钙或皮下注射阿托品。

③ 一般治疗：适当休息，合理营养、补充维生素等。

（七）预防

降低生产环境空气中铅浓度，使之达到卫生标准是预防的关键；同时应加强个人防护。

1. 降低铅浓度

（1）用无毒或低毒物代替铅：如用锌钡白、钛钡白代替铅白制造油漆，用铁红代替铅丹制造防锈漆，用激光或电脑排版代替铅字排版等。

（2）加强工艺改革：使生产过程机械化、自动化、密闭化，如铅熔炼用机械浇铸代替手工操作，蓄电池制造采用铸造机、涂膏机、切边机等，以减少铅尘飞扬。

（3）加强通风：如熔铅锅、铸字机、修版机等均可设置吸尘排气罩，抽出烟尘需净化后再排出。

（4）控制熔铅温度、减少铅蒸汽逸出：我国车间空气中铅的最高容许浓度为：铅烟 0.03 mg/m³，铅尘 0.05 mg/m³；短时间接触容许浓度为：铅烟 0.09 mg/m³，铅尘 0.15 mg/m³。

2. 加强个人防护和卫生操作制度

铅作业工人应穿工作服，戴滤过式防尘、防烟口罩。严禁在车间内吸烟、进食；饭前洗手，下班后淋浴。坚持车间内湿式清扫制度，定期监测车间空气中铅浓度和设备检修。定期对工人进行体检，有铅吸收的工人应早期进行驱铅治疗。妊娠及哺乳期女工应暂时调离铅作业。

职业禁忌证：贫血、卟啉病、多发性周围神经病。

二、汞

（一）理化特性

汞（mercury，Hg）俗称水银，为银白色液态金属，相对原子质量 200.59，比重 13.6，熔点 – 38.9 ℃，沸点 356.6 ℃。汞在常温下即能蒸发，气温越高蒸发越快，空气流动时蒸发更多；汞蒸气比重 6.9。汞表面张力大、黏度小，易流动，在生产和使用过程中流散或溅落后即形成很多小汞珠，且可被泥土、地面缝隙、衣物等吸附，增加蒸发表面积并成为作业场所的二次污染源。汞不溶于水和有机溶剂，可溶于热浓硫酸、硝酸和类脂质。汞可与金、银等金属生成汞合金（汞齐）。

（二）接触机会

汞矿开采与冶炼，尤其是土法火式炼汞，除了职业接触外，还严重污染空气、土壤和水源。电工器材、仪器仪表制造和维修，如温度计、气压表、血压计、石英灯、荧光灯等。用汞做阴极电解食盐生产烧碱和氯气；塑料、染料工业用汞做催化剂；生产含汞药物及试剂，用于鞣革、印染、防腐、涂料等；用汞齐法提取金、银等贵金属，用金汞齐镀金及镏金；口腔科用银汞齐填补龋齿；军工生产中，用雷汞制造雷管做起爆剂；在原子能工业中用汞做钚反应堆冷却剂等。

（三）毒理作用

金属汞主要以蒸气形式经呼吸道进入体内。由于汞蒸气具有脂溶性，可迅速弥散，透过肺泡壁被吸收，吸收率可达 70% 以上；空气中汞浓度增高时，吸收率也增加。

金属汞很难经消化道吸收，但汞盐及有机汞化合物易被消化道吸收。汞及其化合物进入机体后，最初分布于红细胞及血浆中，以后到达全身很多组织。最初集中在肝，随后转移至肾脏，主要分布在肾皮质，以近曲小管上皮组织内含量最多，导致肾小管重吸收功能障碍；在肾功能尚未出现异常时可观察到尿中某些酶和蛋白的改变，如 N-乙酰-β-氨基葡萄糖苷酶（NAG）和 β_2-微球蛋白（β_2-MG）。汞在体内可诱发生成金属硫蛋白，这是一种低分子富含巯基的蛋白质，主要蓄积在肾脏，对汞在体内的解毒和蓄积以及保护肾脏起一定作用。

汞可通过血-脑屏障进入脑组织，并在脑中长期蓄积。汞也易通过胎盘进入胎儿体内，影响胎儿发育。汞主要经肾脏随尿排出，在未产生肾损害时，尿汞的排出量约占总排出量的 70%；但尿汞的排出很不规则，且较为缓慢，停止接触后 10 多年，尿汞仍可超过正常值。少量汞可随粪便、呼出气、乳汁、唾液、汗液、毛发等排出。汞在人体内半减期约 60 天。

汞中毒的机制尚不完全清楚。汞进入人体后，在血液内通过过氧化氢酶氧化为二价汞离子（Hg^{2+}）。Hg^{2+}与蛋白质的巯基（—SH）具有特殊亲和力，而巯基是细胞代谢过程中许多重要酶的活性部分，当汞与这些酶的巯基结合后，可干扰其活性甚至使其失活，如汞离子与 GSH 结合后形成不可逆性复合物而损害其抗氧化功能；与细胞膜表面上酶的巯基结合，可改变酶的结构和功能。汞与体内蛋白结合后可由半抗原成为抗原，引起变态反应，出现肾病综合征，高浓度的汞还可直接引起肾小球免疫损伤。

（四）临床表现

1. 急性中毒

短时间吸入高浓度汞蒸气或摄入可溶性汞盐可致急性中毒，多由于在密闭空间内工作或意外事故造成。一般起病急，有发热、咳嗽、呼吸困难、口腔炎和胃肠道症状，继之可发生化学性肺炎，伴有发绀、气促、肺水肿等。急性汞中毒常出现皮疹，多呈现泛发性红斑、丘疹或斑丘疹，可融合成片。肾损伤表现为开始时多尿，继之出现蛋白尿、少尿及肾衰。急性期恢复后可出现类似慢性中毒的神经系统症状。口服汞盐可引起胃肠道症状，恶心、呕吐、腹泻和腹痛，并可引起肾脏和神经损害。

2. 慢性中毒

慢性汞中毒较常见，其典型临床表现为易兴奋症、震颤和口腔炎。

（1）神经系统：初期表现为类神经症，如头昏、乏力、健忘、失眠、多梦、易激动等，部分病例可有心悸、多汗等自主神经系统紊乱现象；病情进一步发展则会发生性格改变，如急躁、易怒、胆怯、害羞、多疑等。震颤是神经毒性的早期症状，开始时表现为手指、舌尖、眼睑的细小震颤，多在休息时发生；进一步发展成前臂、上臂粗大震颤，也可伴有头部震颤和运动失调。震颤特点为意向性，即震颤开始于动作时，在动作过程中加重，动作完成后停止，被别人注意、紧张或欲加以控制时，震颤程度常明显加重。震颤、步态失调、动作迟缓等症候群，类似帕金森病，后期可出现幻觉和痴呆。部分患者出现周围神经病，表现为双下肢沉重、四肢麻木、烧灼感，四肢呈手套、袜套样感觉减退。慢性中毒性脑病以小脑共济失调表现多见，还可表现为中毒性精神病。

（2）口腔、牙龈炎：早期多有流涎、糜烂、溃疡、牙龈肿胀、酸痛、易出血；继而可发展为牙龈萎缩、牙齿松动，甚至脱落；口腔卫生不良者，可在龈缘出现蓝黑色汞线。

（3）肾脏损害：少数患者可有肾脏损害。早期因肾小管重吸收功能障碍可表现为 NAG 和 β_2-MG）和视黄醇结合蛋白（RBP）含量增高；随着病情加重，肾小球的通透性改变，尿中出现高分子蛋白、管型尿甚至血尿，可见水肿。

（4）其他：胃肠功能紊乱、脱发、皮炎、免疫功能障碍，生殖功能异常，如月经紊乱、不育、异常生育、性欲减退、精子畸形等。

实验室检查：尿汞反映近期汞接触水平，急性汞中毒时，尿汞往往明显高于生物接触限值（我国正常人尿汞正常参考值为 2.25 μmol/mol 肌酐，4 μg/g 肌酐）；长期从事汞作业的劳动者，尿汞往往高于其生物接触限值（20 μmol/mol 肌酐，35 μg/g 肌酐）；尿汞正常者经驱汞试验（用 5% 二巯基丙磺酸钠 5 mL/次肌注），尿汞大于 45 μg/天，也提示有过量汞吸收。

尿汞测定多推荐用冷原子吸收光谱法。

（五）诊　断

根据接触金属汞的职业史、出现相应的临床表现及实验室检查结果，参考职业卫生学调查资料，进行综合分析，排除其他病因所致类似疾病后，方可诊断。具体诊断标准参见《职业性汞中毒诊断标准》（GBZ89—2007）。

（六）处理原则

1. 治疗原则

（1）急性中毒治疗原则：迅速脱离现场，脱去污染衣服，静卧，保暖；驱汞治疗，用二巯基丙磺酸钠或二巯丁二钠治疗；对症处理与内科相同。但需要注意口服汞盐患者不应该洗胃，应尽快口服蛋清、牛奶或豆浆等，以使汞与蛋白质结合，保护被腐蚀的胃壁。也可用 0.2% ~ 0.5% 的活性炭洗胃，同时用 50% 硫酸镁导泻。

（2）慢性中毒治疗原则：应调离汞作业及其他有害作业；驱汞治疗，用二巯基丙磺酸钠或二巯丁二钠、二巯丁二酸治疗；对症处理和内科相同。

驱汞治疗应尽早尽快。急性中毒时，可用二巯基丙磺酸钠 125 ~ 250 mg，肌内注射，每 4～6 小时 1 次，2 天后 125 mg，每日 1 次，疗程视病情而定；慢性中毒时，可用二巯基丙磺酸钠 125～250 mg，肌内注射，每日 1 次，连续 3 天，停 4 天为一疗程。一般用药 3～4 个疗程，疗程中需进行尿汞监测。当汞中毒肾损害时，尿量在≤400 mL 天以下者不宜使用二巯基丙磺酸钠、二巯丁二钠和二巯基丁二酸。

2. 其他处理

观察对象应加强医学监护，可进行药物驱汞；急性和慢性轻度汞中毒者治愈后可从事正常工作；急性和慢性中毒及重度汞中毒者治疗后不宜再从事接触汞及其他有害物质的作业。如需劳动能力鉴定，按 GB/T16180—2006 处理。

（七）预　防

（1）改革工艺及生产设备，控制工作场所空气中汞浓度。用无毒原料代替汞，如电解食盐采用离子膜电解代替汞做阴极，硅整流器代替汞整流器，电子仪表、气动仪表代替汞仪表。实现生产过程自动化、密闭化。加强通风排毒，如从事汞的灌注、分装应在通风柜内进行，操作台设置板孔下吸风或旁侧吸风。为防止汞污染和沉积，敞开容器的汞液面可用甘油或 5% 硫化钠液等覆盖，防止汞蒸气的蒸发；车间地面、墙壁、天花板、操作台宜用不吸附汞的光滑材料，操作台和地面应有一定倾斜度，以便清扫与冲洗，低处应有储水的汞吸收槽；可用 1 g/m³ 的碘加酒精点燃熏蒸，使空气中的汞生成不易挥发的碘化汞。对排出的含汞蒸气，应用碘化或氯化活性炭吸附净化。

（2）加强个人防护，建立卫生操作制度。接汞作业应穿工作服，戴防毒口罩或用 2.5%～10% 碘处理过的活性炭口罩。工作服应定期更换、清洗除汞并禁止携出车间。下班后、饭前要洗手、漱口，严禁在车间内进食、饮水和吸烟。

（3）定期健康体检及就业前体检。汞作业工人每年应坚持健康体检，查出汞中毒的病人应调离汞作业并进行驱汞治疗。坚持就业前体检，患有明显肝、肾和胃肠道器质性疾患、口腔疾病、精神神经性疾病等应列为职业禁忌证，均不宜从事汞作业。妊娠和哺乳期女工应暂时脱离汞作业。

三、砷

（一）理化特性

砷（arsenic，As）在地壳中的平均含量可达 2 mg/kg，在自然界中主要伴生于各种黑色或有色金属矿中，已在 200 多种矿物中发现砷，其中最重要的是黄铁矿。砷有灰、黄、黑三种同素异形体，其中灰色结晶具有金属性，质脆而硬，比重 5.73，熔点 817 ℃（2.5 MPa），613 ℃升华，不溶于水，溶于硝酸和王水，在潮湿空气中易氧化，生成三氧化二砷（As_2O_3），俗称砒霜。

砷的化合物种类很多，主要为砷的氧化物和盐类，常见的有三氧化二砷、五氧化二砷、砷酸铅、砷酸钙、亚砷酸钠等。含砷矿石、炉渣遇酸或受潮及含砷金属用酸处理时可产生砷化氢。

（二）接触机会

砷化物的用途非常广泛。工业中，铅、铜、金及其他含砷有色金属冶炼时，砷以蒸气状态逸散在空气中，形成氧化砷。处理烟道和矿渣、维修燃烧炉等都可接触三氧化二砷粉尘。开采雄黄、雌黄等含砷的矿石及从事含砷农药（如砷酸铅、砷酸钙）、含砷防腐剂（如砷化钠）、除锈剂（如亚砷酸钠）等制造和应用的工人可接触砷。此外，砷化物在玻璃工业中常作为颜料，砷合金用做电池栅极、半导体元件、轴承及强化电缆铅外壳。中医用雄黄（AsS）、三氧化二砷作为皮肤外用药。生产中，在有氢和砷同时存在的条件下，如有色金属矿石和炉渣中的砷遇酸或受潮时，可产生砷化氢。非职业接触主要包括饮用含高浓度砷的井水，敞灶燃烧含高浓度砷的煤以及砷污染的食品等。

（三）毒理作用

砷化合物可经呼吸道、消化道或皮肤进入体内。职业暴露主要由呼吸道吸入所致。吸收入血的砷化合物主要与血红蛋白结合，随血液分布到全身各组织和器官，并沉积于肝、肾、肌肉、骨、皮肤、指甲和毛发。五价砷和砷化氢在体内转变为三价砷，吸收的三价砷大部分通过甲基转移酶两次甲基化生成单甲基砷酸和二甲基砷酸，从尿中排出，少量砷可经粪便、皮肤、毛发、指甲、汗腺、乳腺及肺排出。砷可通过胎盘屏障。砷在体内半减期约 10 小时。此外，砷进入血液循环后，可直接损害毛细血管，引起通透性改变。

砷化氢是强烈溶血性毒物，毒作用主要表现为大量溶血引起的一系列变化。溶血的机制还不十分清楚，一般认为是由于砷化氢和血红蛋白结合后形成过氧化物，通过谷胱甘肽过氧化物酶的作用，大量消耗维持红细胞膜完整性的还原型谷胱甘肽所致。

（四）临床表现

1. 急性中毒

工业上因设备事故或违反操作规程大量吸入砷化合物所致，但已很少见。主要表现为呼吸道症状，如咳嗽、喷嚏、胸痛、呼吸困难以及头痛、头晕、全身衰弱，甚至烦躁不安、痉挛和昏迷。恶心、呕吐和腹痛、腹泻等消化道症状出现较晚。严重者多因呼吸和血管中枢麻痹而死亡。

口服砷化物中毒可在摄入后数分钟至数小时发生，主要为恶心、呕吐、腹痛及血样腹泻，寒战、皮肤湿冷、痉挛，严重者极度衰弱，脱水、尿少、尿闭和循环衰竭，并出现神经系统症状，兴奋、躁动不安、谵妄、意识模糊、昏迷，可因呼吸麻痹死亡。急性中毒恢复后可有迟发性末梢神经炎，数周后表现出对称性远端感觉障碍，个别可有中毒性肝炎、心肌炎，以及皮肤损害。

2. 慢性中毒

职业性慢性中毒主要由呼吸道吸入所致，除一般类神经征外，主要表现为皮肤黏膜病变和多发性神经炎。皮肤改变主要表现为脱色素和色素沉着加深、掌跖部出现点状或疣状角化，并可发生皮肤癌变。砷诱导的末梢神经改变主要表现为感觉异常和麻木，严重病例可累及运动神经，伴有运动和反射减弱。此外，呼吸道黏膜受砷化物刺激可引起鼻出血、嗅觉减退、喉痛、咳嗽、咳痰、喉炎和支气管炎等。

砷是确认的人类致癌物，职业暴露主要致肺癌、皮肤癌，也可致膀胱癌，有报道与白血病、淋巴瘤及肝癌等也有关。

砷可通过胎盘屏障并引起胎儿中毒、胎儿体重下降或先天畸形。

（五）诊　断

急性中毒因有明显接触史、典型临床表现及排泄物中有过量砷存在，诊断并不困难。慢性中毒诊断则需根据较长期间密切接触砷化物的职业史，以及出现皮炎、皮肤过度角化、皮肤色素沉着及神经系统症状为主的临床表现，排除其他原因引起的类似症状，以及实验室检查综合诊断。正在暴露者，检测尿砷和毛发砷高于当地正常值则有助于诊断。

（六）处理原则

1. 急性中毒

急性职业性中毒应尽快脱离现场，并使用解毒剂。经口中毒者应迅速洗胃、催吐，洗胃后应给予氢氧化铁或蛋白水、活性炭至呕吐为止并导泻。同时迅速使用特效解毒剂，如二巯丁二钠、二巯基丙磺酸钠、二巯基丙醇等，并辅以对症治疗。

砷化氢中毒需严密监视血细胞变化和肾功能，碱性尿可减少血红蛋白在肾小管沉积和引起肾损伤，血浆游离血红蛋白高于 150 mg/L 时或少尿是换血的指征。如果发生急性肾衰，应进行血液透析，二巯丙醇对砷化氢中毒无效。

2. 慢性中毒

慢性砷中毒主要为对症治疗，目前还没有治疗慢性砷中毒的有效方法，皮肤改变和多发性神经炎按一般对症处理。职业性慢性砷中毒患者应暂时脱离接触砷工作。

（七）预　防

在采矿、冶炼及农药制造过程中，生产设备应采取密闭、通风等技术措施，减少工人对含砷粉尘的接触。在维修设备和应用砷化合物过程中，要加强个人防护。医学监护应注重皮肤、呼吸道以及肝、肾、血液和神经系统功能改变。尿砷监测有助于对工业卫生设施效果的评价。

第三节　危险气体与有机溶剂中毒及其预防

一、刺激性气体

刺激性气体是指对眼、呼吸道黏膜和皮肤具有刺激作用，引起机体以急性炎症、肺水肿为主要病理改变的一类气态物质。包括在常态下的气体以及在常态下虽非气体，但可以通过蒸发、升华或挥发后形成蒸气或气体的液体或固体物质。此类气态物质多具有腐蚀性，生产中常因不遵守操作规程，容器或管道等设备被腐蚀，发生跑、冒、滴、漏等污染作业环境，在化学工业生产中最容易发生。

（一）种 类

按 GBZ73—2009，刺激性气体可分为以下几类：

酸：无机酸，如硫酸、盐酸、硝酸、铬酸、氯磺酸；有机酸，如甲酸、乙酸、丙酸、丁酸。

氮的氧化物：一氧化氮、二氧化氮、五氧化二氮等。

氯及其他化合物：氯、氯化氢、二氧化氯、光气、双光气、氯化苦、二氯亚砜、四氯化硅、三氯氢硅、四氯化钛、三氯化锑、三氯化砷、三氯化磷、三氯氧磷、五氯化磷、三氯化硼等。

硫的化合物：二氧化硫、三氧化硫、硫化氢等。

成碱氢化物：氨。

强氧化剂：臭氧。

酯类：硫酸二甲酯、二异氰酸甲苯酯、甲酸甲酯、氯甲酸甲酯、丙烯酸甲酯。

金属化合物：氧化银、硒化氢、羰基镍、五氧化二钒、氧化镉、羰基镍。

醛类：甲醛、己醛、丙烯醛、三氯乙醛等。

氟代烃类：八氟异丁烯、氟光气、六氟丙烯、氟聚合物的裂解残液气和热解气等。

其他：二硼氢、氯甲醚、四氯化碳、一甲胺、二甲胺、环氧氯丙烷等。

军用毒气：氮芥气、亚当氏气、路易氏气等。

具有刺激作用的化学物质较多，常见的有氯、氨、氮氧化物、光气、氟化氢、二氧化硫和三氧化硫等。

（二）毒理作用

刺激性气体的毒性按其化学作用，主要是酸、碱和氧化剂，如成酸氧化物、卤素、卤化物、酯类遇水可形成酸或分解为酸。酸可从组织中吸出水分，凝固其蛋白质，使细胞坏死。胺类遇水形成碱，可从细胞中吸出水分并皂化脂肪，使细胞发生溶解性坏死。氧化剂如氧、臭氧、二氧化氮可直接或通过自由基氧化，导致细胞膜氧化损伤。刺激性气体通常以局部损害为主，其损害作用的共同特点是引起眼、呼吸道黏膜及皮肤不同程度的炎性病理反应，刺激作用过强时可引起喉头水肿、肺水肿以及全身反应。病变程度主要取决于吸入刺激性气体的浓度和持续接触时间。病变的部位与其水溶性有关，水溶性高的毒物易溶解附着在湿润的眼和上呼吸道黏膜局部，立即产生刺激作用，出现流泪、流涕、咽痒、呛咳等症状，如氯化氢、氨；中等水溶性的毒物，其作用部位与浓度有关，低浓度时只侵犯眼和上呼吸道，如氯、二氧化硫，而高浓度时则可侵犯全呼吸道；水溶性低的毒物，通过上呼吸道时溶解少，故对上呼吸道刺激性较小，如二氧化氮、光气，易进入呼吸道深部，对肺组织产生刺激和腐蚀，常引起化学性肺炎或肺水肿。液体刺激性气态物质直接接触皮肤黏膜或溅入眼内可引起皮肤灼伤及眼角膜损伤。

（三）毒作用表现

1. 急性刺激作用

眼和上呼吸道刺激性炎症，如流泪、畏光、结膜充血、流涕、喷嚏、咽疼、咽部充血、呛咳、胸闷等。吸入较高浓度的刺激性气体可引起中毒性咽喉炎、气管炎、支气管炎和肺炎；吸入高浓度的刺激性气体可引起喉头痉挛或水肿，严重者可窒息死亡。

2. 中毒性肺水肿

吸入高浓度刺激性气体后所引起的肺泡内及肺间质过量的体液潴留为特征的病理过程，最终可导致急性呼吸功能衰竭，是刺激性气体所致的最严重的危害和职业病常见的急症之一。中毒性肺水肿的发生主要取决于刺激性气体的毒性、浓度、作用时间、水溶性及机体的应激能力。较常见的易引起肺水肿的刺激性气体有光气、二氧化氮、氨、氯、臭氧、硫酸二甲酯、羰基镍、氧化镉、溴甲烷、氯化苦、甲醛、丙烯醛等。

3. 急性呼吸窘迫综合征（ARDS）

刺激性气体中毒、创伤、休克、烧伤、感染等心源性以外的各种肺内外致病因素所导致的急性、进行性呼吸窘迫、缺氧性呼吸衰竭。主要病理特征为肺毛细血管通透性增高而导致的肺泡渗出液中富含蛋白质的肺水肿及透明膜形成，并伴有肺间质纤维化。本病死亡率可高达50%。刺激性气体所致中毒性肺水肿与ARDS之间的概念、致病机制、疾病严重程度以及治疗和预后存在着量变到质变的本质变化。

4. 慢性影响

长期接触低浓度刺激性气体，可能成为引起慢性结膜炎、鼻炎、咽炎、慢性支气管炎、支气管哮喘、肺气肿的综合因素之一。急性氯气中毒后可遗留慢性喘息性支气管炎。有的刺激性气体还具有致敏作用，如氯、甲苯二异氰酸酯等。

（四）诊　断

1．诊断原则

依据 GB273—2009，根据短期内接触较大量化合物的职业史，急性呼吸系统损伤的临床表现，结合血气分析和其他检查所见，参考现场劳动卫生学调查资料，综合分析，排除其他病因所致类似疾病后，方可诊断。

2．刺激反应

出现一过性眼和上呼吸道刺激症状，胸部 X 射线无异常表现者。

3．诊断及分级标准

（1）轻度中毒：有眼及上呼吸道刺激症状，如畏光、流泪、咽痛、呛咳、胸闷等，也可有咳嗽加剧、咯黏液性痰，偶有痰中带血。体征有眼结膜、咽部充血及水肿；两肺呼吸音粗糙，或可有散在性干、湿罗音；胸部 X 射线表现为肺纹理增多、增粗、延伸或边缘模糊。符合急性气管-支气管炎或支气管周围炎。

（2）中度中毒：凡具有下列情况之一者，可诊断为中度中毒。

① 呛咳、咯痰、气急、胸闷等，可有痰中带血，两肺有干、湿性罗音，常伴有轻度发绀；胸部 X 射线表现为两中、下肺野可见点状或小斑片状阴影；符合急性支气管肺炎。

② 咳嗽、咯痰、胸闷和气急较严重，肺部两侧呼吸音减低，可无明显罗音；胸部 X 射线表现为肺纹理增多、肺门阴影增宽、境界不清、两肺散在小点状阴影和网状阴影，肺野透明度减低，常可见水平裂增厚，有时可见支气管袖口征和/或克氏 B 线；符合急性间质性肺水肿。

③ 咳嗽、咯痰、痰量少到中等，气急、轻度发绀、肺部散在性湿罗音；胸部 X 射线显示单个或少数局限性轮廓清楚、密度增高的类圆形阴影；符合急性局限性肺泡性肺水肿。

（3）重度中毒：凡有下列情况之一者，可诊断为重度中毒。

① 剧烈咳嗽、咯大量白色或粉红色泡沫痰，呼吸困难，明显发绀，两肺密布湿性罗音；胸部 X 射线表现两肺野有大小不一、边缘模糊的粟粒小片状或云絮状阴影，有时可融合成大片状阴影，或呈蝶状形分布。

② 上述情况更为严重，呼吸频数大于 28 次/min，或/和有呼吸窘迫；胸部 X 射线显示两肺广泛呈融合的大片状阴影。

③ 窒息。

④ 并发严重气胸、纵隔气肿或严重心肌损害等。

⑤ 猝死。

（五）防治原则

1. 预防与控制措施

大部分刺激性气体中毒因意外事故所致，因此建立经常性的设备检查、维修制度和严格执行安全操作规程，防止生产过程中的跑、冒、滴、漏，杜绝意外事故发生，应是预防工作的重点。预防与控制原则主要包括两方面：操作控制和管理控制。

（1）操作预防与控制：通过采取适当的措施，消除或降低作业场所正常操作过程中的刺激性气体的危害。

① 技术措施：采用耐腐蚀材料制造的生产设备并经常维修，防止生产工艺流程的跑、冒、滴、漏；生产和使用刺激性气体的工艺流程应进行密闭抽风；物料输送、搅拌采用自动化。

② 个人防护措施：应选用有针对性的耐腐蚀防护用品（工作服、手套、眼镜、胶鞋、口罩等）。穿着聚氯乙烯、橡胶等制品的工作服；佩戴橡胶手套和防护眼镜；接触二氧化硫、氯化氢、酸雾等应佩戴碳酸钠饱和溶液及 10% 甘油浸渍的纱布夹层口罩；接触氯气、光气时佩戴用碱石灰、活性炭做吸附剂的防毒口罩；接触氨时可佩戴硫酸铜或硫酸锌防毒口罩；接触氟化氢时使用碳酸钙或乳酸钙溶液浸过的纱布夹层口罩。防毒口罩应定期进行性能检查，以防失效。

（2）管理预防和控制：

① 职业安全管理预防和控制。加强刺激性气体在生产、储存、运输、使用中的严格安全管理，严格按照有关规章制度执行。安全储存，所有盛装刺激性物质的容器应防腐蚀、防渗漏、密封，同时加贴安全标签；储运过程应符合防爆、防火、防漏气的要求；作好废气的回收利用等。

② 职业卫生管理预防和控制。健康监护措施：执行工人就业前和定期体格检查制度，发现明显的呼吸系统疾病，明显的肝、肾疾病，明显的心血管疾病，应禁止从事刺激性气体作业。发现早期不良影响，及早采取相应措施。

应急救援措施：设置报警装置，易发生事故的场所，应配备必要的现场急救设备，如防毒面具、冲洗器及冲洗液、应急撤离通道和必要的泄险区等。

环境监测措施：对作业场所进行定期空气中刺激性气体浓度监测，及时发现问题，采取相应维修或改革措施，确保工人的作业场所安全。

③ 职业安全与卫生培训教育。培训教育工人正确使用安全标签和安全技术说明书，了解所使用化学品的易爆危害、健康危害和环境危害，掌握相应个体防护用品的选择、使用、维护和保养等，掌握特定设备和材料如急救、消防、

溅出和泄漏控制设备的使用，掌握必要的自救、互救措施和应急处理方法。应根据岗位的变动或生产工艺的变化，及时对工人进行重新培训。

2. 处理原则

积极防治肺水肿和 ARDS 是抢救刺激性气体中毒的关键。

（1）现场处理。

① 现场急救：迅速疏散可能接触者脱离有毒作业场所并对病情做出初步估计和诊断。

患者应迅速移至通风良好的地方，脱去被污染的衣裤，注意保暖。处理灼伤及预防肺水肿：用水彻底冲洗污染处及双眼，吸氧、静卧、保持安静。对于出现肺水肿、呼吸困难或呼吸停止的患者，应尽快给氧，进行人工呼吸，心脏骤停者可给予心脏按压，有条件的可给予支气管扩张剂与激素。凡中毒严重者采取了上述抢救措施后，应及时送往医院抢救。

② 保护和控制现场，消除中毒因素。

③ 按规定进行事故报告，组织事故调查。

④ 对健康工人进行预防健康筛检。

（2）治疗原则。

① 刺激性气道或肺部炎症：主要给以止咳、化痰、解痉药物，适当给以抗菌治疗。急性酸或碱性气体吸入后，应及时吸入不同的中和剂，如酸吸入后，应给予 4% 碳酸氢钠气雾吸入；而碱吸入后，应给予 2% 硼酸或醋酸雾化吸入。

② 中毒性肺水肿与 ARDS：迅速纠正缺氧，合理氧疗：早期轻症患者可用鼻导管或鼻塞给氧，氧浓度为 50%。肺水肿或 ARDS 出现严重缺氧时，机械通气治疗是纠正缺氧的主要措施。常用的通气模式为呼气末正压，该种方法由于呼气时肺泡仍能维持正压，可防止肺泡萎陷，改善肺内气体分布，增加氧弥散、促进 CO_2 排出、纠正通气/血流失调，改善换气功能，从而减少病死率。

③ 积极预防与治疗并发症：根据病情可采取相应的治疗方法，并给予良好的护理及营养支持等，如继发性感染、酸中毒、气胸及内脏损伤等。

（3）其他处理。

一般情况下，轻、中度中毒治愈后，可恢复原工作。重度中毒治愈后，原则上应调离刺激性气体作业（参见 GB272—2009）。急性中毒后如有后遗症，结合实际情况，妥善处理。

二、窒息性气体

（一）概　念

窒息性气体是指被机体吸入后，可使氧的供给、摄取、运输和利用发生障碍，使全身组织细胞得不到或不能利用氧，而导致组织细胞缺氧窒息的一类有害气体的总称。窒息性气体中毒表现为多系统受损害，首先是神经系统受损并最为突出。

常见的引起窒息性气体中毒的有：一氧化碳、硫化氢、氰化氢和甲烷。

（二）分　类

按其作用机制不同分为两大类：

1. 单纯窒息性气体

本身无毒，或毒性很低，或为惰性气体，但由于它们的高浓度存在对空气中的氧气产生取代或排挤作用，致使空气中氧的比例和含量减少，肺泡气氧分压降低，动脉血氧分压和血红蛋白氧饱和度下降，导致机体组织缺氧窒息的气体，如氮、氢、甲烷、乙烷、丙烷、丁烷、乙烯、乙炔、二氧化碳、水蒸气，以及氦气、氖气、氩气等惰性气体等。

2. 化学窒息性气体

是指不妨碍氧进入肺部，但吸入后，可对血液或组织产生特殊化学作用，使血液对氧的运送、释放或组织利用氧的机制发生障碍，引起组织细胞缺氧窒息的气体，如一氧化碳、硫化氢、氰化氢、苯胺等。

按中毒机制不同又分为两小类：

（1）血液窒息性气体：阻止血红蛋白与氧结合，或妨碍血红蛋白向组织释放氧，影响血液对氧的运输功能，造成组织供氧障碍而窒息，如一氧化碳、一氧化氮，以及苯胺、硝基苯等苯的氨基、硝基化合物蒸气等。

（2）细胞窒息性气体：主要抑制细胞内呼吸酶，使细胞对氧的摄取和利用机制障碍，生物氧化不能进行，发生所谓的细胞"内窒息"，如硫化氢、氰化氢等。窒息作用也可由麻醉剂和麻醉性化合物（如乙醚、氯仿、氧化亚氮、二硫化碳）所引起，它们对神经组织包括呼吸中枢均有影响，过量吸入可引起呼吸抑制，最终导致呼吸衰竭。

（三）接触机会

窒息性气体不仅在生产环境中常见，也是家庭生活常见有毒气体之一。

一氧化碳在含碳物质氧化不完全和以一氧化碳为原料的作业和环境中遇到，如炼焦、金属冶炼、窑炉、火灾现场、光气和合成氨制造、煤气发生炉以及家庭内生活用煤的不完全燃烧、煤气灶漏气等。

硫化氢多见于含硫矿物或硫化物的还原及动植物蛋白质腐败有关的环境，如石油提炼、化纤纺丝、皮革脱毛、合成橡胶及硫化染料生产；制糖、酿酒、酱菜加工、污物处理、下水道疏通等过程。

氰化氢主要来源于氰化物，包括无机氰酸盐类和有机氰酸盐类化合物，在化学反应过程中，尤其在高温或与酸性物质作用时，能释放出氰化氢气体。见于电镀，采矿、冶金工业，农业和染料工业等，在军事上曾用做战争毒剂。

甲烷见于腐殖化环境和矿井；在化学工业生产过程中用于制造三氯甲烷等多种有机化合物的原料；在日常生活中，天然气、煤气、油田气和沼气中也存在大量的甲烷。

二氧化碳广泛应用于工业生产中，可以用做生产纯碱、化肥、无机盐及甲醇的原料，食品添加剂和防腐剂，也可以用于制造灭火剂；而在酒池、地窖、矿井尾部和深井中含有大量的二氧化碳。

（四）毒理作用

不同种类的窒息性气体，致病机制不同，但其主要致病环节都是引起机体组织细胞缺氧。

机体对氧的利用过程为：空气中的氧经呼吸道吸入到达肺泡，扩散入血后与红细胞中的血红蛋白结合为氧合血红蛋白，随血液循环输送至全身各组织器官，与组织中的气体交换进入细胞。在细胞内呼吸酶的作用下，参与糖、蛋白质、脂肪等营养物质的代谢转化，生成二氧化碳和水，并产生能量，以维持机体的生理活动。窒息性气体可破坏上述过程中的某一环节，而引起机体缺氧窒息。

（五）毒作用特点

（1）脑对缺氧极为敏感。轻度缺氧即可引起智力下降、注意力不集中、定向能力障碍等；较重时出现头痛、耳鸣、恶心、呕吐、乏力、嗜睡，甚至昏迷；进一步发展可出现脑水肿。

（2）不同的窒息性气体，中毒机制不同，治疗须按中毒机制和条件选用特效解毒剂。

（3）慢性中毒尚无定论。长期反复接触低浓度 CO，可有明显的神经功能和循环系统影响，但缺乏客观体征，且可对 CO 产生耐受性；长期接触氰化氢，可出现慢性刺激症状、类神经症、自主神经功能紊乱、肌肉酸痛及甲状腺肥大等，但无特异指标，诊断尚有困难；硫化氢的慢性影响也类似。故有人认为所谓慢性中毒只是反复急性轻度中毒的结果。

（六）毒作用表现

（1）缺氧是窒息性气体的共同致病环节，是窒息性气体中毒的共同表现。但不同种类的窒息性气体，因其独特毒性的干扰或掩盖，缺氧的临床表现并非完全相同。

（2）脑水肿主要是颅压增高的表现。

（3）其他窒息性气体会损伤呼吸道，引起中毒性肺水肿，发生急性反应性喉痉挛和反应性延髓呼吸中枢麻痹。急性一氧化碳中毒时面颊部呈樱桃红色，色泽鲜艳而无明显青紫；急性氰化物中毒表现为无发绀性缺氧及末梢性呼吸困难，缺氧性心肌损害和肺水肿。

（4）实验室检查急性一氧化碳中毒，可定性、定量测定血中 HbCO；急性氰化物中毒，可测定尿中硫氰酸盐含量；急性硫化氢中毒，测定尿中硫酸盐含量或可发现硫化血红蛋白。

（七）治　疗

1. 治疗原则

窒息性气体中毒，病情危急，应分秒必争进行抢救。包括有效的解毒剂治疗，及时纠正脑缺氧和积极防治脑水肿，是治疗窒息性气体中毒的关键。

2. 现场急救

窒息性气体中毒的抢救，关键在及时，重在现场。窒息性气体中毒存在明显的剂量-效应关系，特别强调迅速阻止毒物继续被吸收，尽快解除体内毒物毒性。①尽快脱离中毒现场，立即吸入新鲜空气。入院病人已脱离现场，仍应彻底清洗被污染的皮肤；②严密观察生命体征。危重者易发生中枢性呼吸循环衰竭；一旦发生，应立即进行心肺复苏；呼吸停止者，立即人工呼吸，给予呼吸兴奋剂；③并发肺水肿者，给予足量、短程糖皮质激素。

3. 氧疗法

这是急性窒息性气体中毒急救的主要常规措施之一。采用各种方法给予较高浓度（40%~60%）的氧，以提高动脉血氧分压，增加组织细胞对氧的摄取能力，激活受抑制的细胞呼吸酶，改善脑组织缺氧，阻断脑水肿恶性循环，加速窒息性气体排出-。

4. 尽快给予解毒剂

（1）急性氰化物中毒：可采用亚硝酸钠-硫代硫酸钠联合解毒疗法进行驱排。

（2）硫化氢中毒：可应用小剂量美蓝（20~120 mg）。理论上也可给予氰化氢解毒剂，但硫化氢在体内转化速率很快，且上述措施会生成相当量高铁血红蛋白而降低血液携氧能力，故除非在中毒后立即使用，否则可能弊大于利。

（3）一氧化碳中毒：无特殊解毒药物；但吸入高浓度氧，可加速 HbCO 解离，可视为"解毒"措施。

（4）苯的氨基或硝基化合物中毒：可致高铁血红蛋白血症，目前以小剂量美蓝还原仍不失为最佳解毒治疗。

（5）单纯窒息性气体中毒：无特殊解毒剂；但二氧化碳中毒可给予呼吸兴奋剂，严重者用机械过度通气，以促进二氧化碳排出，也可视为"解毒"措施。

5. 积极防治脑水肿

脑水肿是缺氧引起的最严重后果，也是窒息性气体中毒死亡的最重要原因。因此，防治脑水肿是急性窒息性气体中毒抢救成败的关键；要点是早期防治、力求脑水肿不发生或程度较轻。

6. 对症支持疗法

（1）谷胱甘肽：作为辅助解毒剂，加强细胞抗氧化作用，加速解毒。

（2）低温与冬眠疗法：可减少脑氧耗量，降低神经细胞膜通透性，并有降温作用，以保护脑细胞，减轻缺氧所致脑损害。

（3）二联抗生素：预防感染。

（4）抗氧化剂：对活性氧包括氧自由基及其损伤作用具有明显抵御清除效果。用维生素 E、大剂量维生素 C、β-胡萝卜素及小剂量微量元素硒等拮抗氧自由基。

（5）纳洛酮：是一种特异性阿片受体拮抗剂、卓越的神经元保护剂，对一氧化碳中毒患者起到有效的治疗作用，并有可能抑制一氧化碳中毒后的大脑后脱髓鞘和细胞变性，减少一氧化碳中毒后迟发性脑病的发生率。

（6）苏醒药：常用的有克脑迷（抗利痛）、氯酯醒（遗尿丁）、胞二磷胆碱、脑复康等，配合其他脑代谢复活药物，常可收到较好效果。

（7）钙通道阻滞剂：可阻止 Ca^{2+} 向细胞内转移，并可直接阻断血栓素的损伤作用，广泛用于各种缺血缺氧性疾患。

（8）缺氧性损伤的细胞干预措施：缺氧性损伤的分子机制主要有两种，即活性氧生成及细胞内钙超载，故目前的细胞干预措施主要针对这两点，目的在于将损伤阻遏于亚细胞层面，不使其进展为细胞及组织损伤。

（9）改善脑组织灌流。

（10）控制并发症：① 预防硫化氢中毒性肺水肿的发生、发展，早期、足量、短程应用激素；② 预防一氧化碳中毒迟发性神经精神后发症，应用高压氧治疗或面罩加压给氧。

（11）其他对症处理：如对角膜溃疡等进行处理。

（八）预防措施

窒息性气体事故的主要原因是：设备缺陷和使用中发生跑、冒、滴、漏；缺乏安全作业规程或违章操作；家庭室内采用煤炉取暖而未能良好通风。中毒死亡多发生在现场或送医途中。导致现场死亡的除窒息性气体浓度高外，主要由于施救者不明发生窒息事故的原因，缺乏急救的安全措施，施救过程不作通风或通风不良而致施救者也窒息死亡；缺乏有效的防护面具；劳动组合不善，在窒息性气体环境单独操作而得不到及时发现与抢救，或窒息昏倒于水中溺死。据此，预防窒息性气体中毒的重点在于：

（1）严格管理制度，制订并严格执行安全操作规程。

（2）定期设备检修，防止跑、冒、滴、漏。

（3）窒息性气体环境设置警示标识，装置自动报警设备，如一氧化碳报警器等。

（4）加强卫生宣教，做好上岗前安全与健康教育，普及急救互救知识和技能训练。

（5）添置有效防护面具，并定期维修与效果检测。

（6）高浓度或通风不良的窒息性气体环境作业或抢救，应先进行有效的通风换气，通风量不少于环境容量的 3 倍；佩戴防护面具，并有人保护。

三、有机溶剂中毒

（一）理化特性与毒作用特点

溶剂常态下为液体，通常是有机物，主要用做清洗剂、去污剂、稀释剂和萃取剂；许多溶剂也用做原料以制备其他化学产品。工业溶剂约 30 000 余种，具有相似或不同的理化特性和毒作用特点，现概述如下。

1. 挥发性、可溶性和易燃性

有机溶剂多易挥发，故接触途径以吸入为主。脂溶性是有机溶剂的重要特性，进入体内易与神经组织亲和而具麻醉作用；有机溶剂又兼具水溶性，故易经皮肤吸收进入体内。有机溶剂大多具有可燃性，如汽油、乙醇等，可用做燃料；但有些则属非可燃物而用做灭火剂，如卤代烃类化合物。

2. 化学结构

可按化学结构将有机溶剂分为若干类（族），同类者毒性相似，例如，氯代烃类多具有肝脏毒性，醛类具有刺激性等。有机溶剂的基本化学结构为脂肪族、脂环族和芳香族；其官能团包括卤素、醇类、酮类、乙二醇类、酯类、羧酸类、胺类和酰胺类基团。

3. 吸收与分布

挥发性有机溶剂经呼吸道吸入后经肺泡-毛细血管膜吸收，有 40% ~ 80% 在肺内滞留；体力劳动时，经肺摄入量增加 2 ~ 3 倍。因有机溶剂多具脂溶性，摄入后分布于富含脂肪的组织，包括神经系统、肝脏等；由于血-组织膜屏障富含脂肪，有机溶剂可分布于血流充足的骨骼和肌肉组织；肥胖者接触有机溶剂后，机体吸收、蓄积增多，排出慢。大多数有机溶剂可通过胎盘，也可经母乳排出，从而影响胎儿和乳儿健康。

4. 生物转化与排出

不同个体的生物转化能力有差异，对不同溶剂的代谢速率各异，有些可充分代谢，有些则几乎不被代谢。代谢转化与有机溶剂的毒作用密切相关，例如，正己烷的毒性与其主要代谢物 2,5-己二酮有关；有些溶剂，如三氯乙烯的代谢，与乙醇相似，可由于有限的醇和醛脱氢酶的竞争，而产生毒性的"协同作用"。有机溶剂主要以原形物经呼出气排出，少量以代谢物形式经尿排出。多数有机溶剂的生物半减期较短，一般从数分钟至数天，故对大多数有机溶剂来说，生物蓄积不是影响毒作用的重要因素。

（二）有机溶剂对健康的影响

1. 皮　肤

由有机溶剂所致的职业性皮炎，约占总例数的 20%，几乎全部有机溶剂都能使皮肤脱脂或使脂质溶解而成为原发性皮肤刺激物。典型溶剂皮炎具有急性刺激性皮炎的特征，如红斑和水肿；也可见慢性裂纹性湿疹。有些工业溶剂能引起过敏性接触性皮炎；少数有机溶剂甚至诱发严重的剥脱性皮炎，如三氯乙烯。

2. 中枢神经系统

几乎全部易挥发的脂溶性有机溶剂都能引起中枢神经系统的抑制，多属非特异性的抑制或全身麻醉。有机溶剂的麻醉效能与脂溶性密切相关，麻醉效能还与化合物结构有关，如碳链长短，有无卤素原子或羟基取代，是否具有不饱和（双）碳键等。

急性有机溶剂中毒时出现的中枢神经系统抑制症状与酒精中毒类似：可表现为头痛、恶心、呕吐、眩晕、倦怠、嗜睡、衰弱、言语不清、步态不稳、易激惹、神经过敏、抑郁、定向力障碍、意识错乱或丧失，甚至死于呼吸抑制。

慢性接触有机溶剂可导致慢性神经行为障碍，如性格或情感改变（抑郁、焦虑）、智力功能失调（短期记忆丧失、注意力不集中）等；还可因小脑受累导致前庭动眼失调。此外，有时接触低浓度溶剂蒸气后，虽前庭试验正常，但仍出现眩晕、恶心和衰弱，称为获得性有机溶剂超耐量综合征。

3. 周围神经和脑神经

有机溶剂可引起周围神经损害，甚至有少数溶剂对周围神经系统呈特异毒性。例如，二硫化碳、正己烷和甲基正丁酮能使远端轴突受累，引起感觉运动神经的对称性混合损害，主要表现为：手套、袜子样分布的肢端末梢神经炎，感觉异常及衰弱感；有时疼痛和肌肉抽搐，而远端反射则多表现为抑制。三氯乙烯能引起三叉神经麻痹，因而三叉神经支配区域的感觉功能丧失。

4. 呼吸系统

有机溶剂对呼吸道均有一定刺激作用。高浓度的醇、酮和醛类还会使蛋白质变性而致呼吸道损伤。溶剂引起呼吸道刺激的部位通常在上呼吸道，接触溶解度高、刺激性强的溶剂如甲醛类，尤为明显。过量接触溶解度低、对上呼吸道刺激性较弱的溶剂，常在抵达呼吸道深部时，引起急性肺水肿。长期接触刺激性较强的溶剂还可致慢性支气管炎。

5. 心 脏

有机溶剂对心脏的主要影响是心肌对内源性肾上腺素的敏感性增强。曾有报道，健康工人过量接触工业溶剂后发生心律不齐，如发生心室颤动，可致猝死。

6. 肝 脏

在接触剂量大、接触时间长的情况下，任何有机溶剂均可导致肝细胞损害。其中一些具有卤素或硝基官能团的有机溶剂，其肝毒性尤为明显。芳香烃（如苯及其同系物）对肝毒性较弱。丙酮本身无直接肝脏毒性，但能加重乙醇对肝脏的作用。作业工人短期内过量接触四氯化碳可产生急性肝损害；而长期较低浓度接触可出现慢性肝病（包括肝硬化）。

7. 肾 脏

四氯化碳急性中毒时，常出现肾小管坏死性急性肾衰竭。多种溶剂或混合溶剂慢性接触可致肾小管性功能不全，出现蛋白尿、尿酶尿，溶剂接触还可能与原发性肾小球性肾炎有关。

8. 血 液

苯可损害造血系统，导致白细胞减少甚至全血细胞减少症，以至再生障碍性贫血和白血病。某些乙二醇醚类能引起溶血性贫血（渗透脆性增加）或骨髓抑制性再生障碍性贫血。

9. 致 癌

在常用溶剂中，苯是肯定的人类致癌物质，可引起急性或慢性白血病，应采取措施进行原生级预防，如控制将苯作为溶剂和稀释剂的用量。

10. 生殖系统

大多数溶剂容易通过胎盘屏障，还可进入睾丸。某些溶剂如二硫化碳对女性生殖功能和胎儿的神经系统发育均有不良影响。

第四节　其他有机类毒物和农药中毒及其预防

一、苯的氨基和硝基化合物

苯或其同系物苯环上的氢原子被一个或几个氨基(—NH_2)或硝基(—NO_2)取代后，即形成芳香族氨基或硝基化合物。因苯环不同位置上的氢可由不同数量的氨基或硝基、卤素或烷基取代，故可形成种类繁多的衍生物，比较常见的有苯胺、苯二胺、联苯胺、二硝基苯、三硝基甲苯、硝基氯苯等，其主要代表为苯胺和硝基苯等。

（一）理化性质

此类化合物多数沸点高、挥发性低，常温下多为固体或液体，多难溶或不溶于水，而易溶于脂肪、醇、醚、氯仿及其他有机溶剂。苯胺的沸点为 184.4 ℃，硝基苯为 210.9 ℃，联苯胺高达 410.3 ℃。

（二）接触机会

这类化合物广泛应用于制药、染料、油漆、印刷、橡胶、炸药、农药、香料、油墨及塑料等生产工艺过程中。例如，苯胺常用于制造染料和作为橡胶促进剂、抗氧化剂、光学白涂剂、照相显影剂等；联苯胺常用于制造偶氮染料和作为橡胶硬化剂，也用来制造塑料薄膜等；三硝基甲苯主要在国防工业、采矿、筑路等工业生产中使用较多。

（三）毒理作用

在生产条件下，主要以粉尘、蒸气或液体的形态存在，可经呼吸道和完整皮肤吸收，也可经消化道吸收，但职业卫生意义不大。对液态化合物，经皮肤吸收途径更为重要。在生产过程中，劳动者常因热料喷洒到身上或在搬运及装卸过程中外溢的液体经浸湿的衣服、鞋袜沾染皮肤而导致吸收中毒。该类化合物吸收进入体内后，在肝脏代谢，经氧化还原代谢后，大部分代谢最终产物经肾脏随尿排出。

该类化合物主要引起血液及肝、肾等损害，由于各类衍生物结构不同，其毒性也不尽相同。例如，苯胺形成高铁血红蛋白较快；硝基苯对神经系统作用明显；三硝基甲苯对肝和眼晶状体损害明显；邻甲苯胺可引起血尿；联苯胺和萘胺可致膀胱癌等。虽然如此，该类化合物的主要毒作用仍有不少共同或相似之处。

（四）诊　断

我国现行职业性苯的氨基和硝基化合物急性中毒诊断标准：GBZ30—2002。我国目前尚无统一的职业性苯的氨基和硝基化合物慢性中毒诊断标准。

（五）处理原则

1. 急性中毒处理

（1）应立即将中毒患者撤离中毒现场，脱去污染的衣服、鞋、袜。皮肤污染者可用 5% 醋酸溶液清洗皮肤，再用大量肥皂水或清水冲洗；眼部受污染，可用大量生理盐水冲洗。

（2）注意维持呼吸、循环功能；给予吸氧，必要时可辅以人工呼吸，给予呼吸中枢兴奋药及强心、升压药物等。

（3）高铁血红蛋白血症的处理：

① 5%～10% 葡萄糖溶液 500 mL 加维生素 C 5.0 g 静脉滴注，或 50% 葡萄糖溶液 80～100 mL 加维生素 C 2.0 g 静脉注射。适用于轻度中毒病人。

② 亚甲蓝的应用：常用 1% 亚甲蓝溶液 510 mL（1～2 mg/kg）加入 10%～25% 葡萄糖溶液 20 mL 中，静脉注，1～2 小时可重复使用，一般用 1～2 次。

③ 甲苯胺蓝和硫堇：甲苯胺蓝和硫堇也可使 MetHb 还原，加快还原速度。常用 4% 甲苯胺蓝溶液 10 mg/kg，缓慢静脉注射，每 3～4 小时一次。0.2% 硫堇溶液 10 mL，静脉注射或肌内注射，每 30 分钟一次。

④ 10%～25% 硫代硫酸钠 10～30 mL 静脉注射。

（4）溶血性贫血的治疗：可根据病情严重程度采取综合治疗措施。糖皮质激素治疗为首选方法，一般应大剂量静脉快速给药。可用地塞米松 10～20 mg 或氢化可的松 200～500 mg 静脉滴注，至少用 3～5 天。其作用主要是稳定溶酶体，避免红细胞破坏。对于急性溶血危象及严重贫血者应进行输血，也可给予低分子右旋糖酐 250～500 mL 静脉滴注；给予 5% 碳酸氢钠溶液 100～250 mL，使尿液碱化，防止 Hb 在肾小管内沉积；严重者可采用置血浆疗法和血液净化疗法。

（5）中毒性肝损害的处理：除给予高糖、高蛋白、低脂肪、富维生素饮食外，应积极采取"护肝"治疗。

（6）其他：对症和支持治疗，如有高热，可用物理降温法或用人工冬眠药物并加强护理工作，包括心理护理等。

2. 慢性中毒处理

慢性中毒患者应调离岗位，避免进一步接触，并积极治疗。治疗主要是对症处理，如有类神经症可给予谷维素、安神补脑液、地西泮（安定）等。慢性肝病的治疗根据病情可选用葡醛内酯 0.1 g，每日 3 次；联苯双酯 25 mg，每日 3 次，口服。维生素 C 2.5 g 加 10% 葡萄糖溶液 500 mL，静脉滴注，每日 1 次。白内障的治疗目前无特效药物，可用氨肽碘、砒诺辛钠等眼药水滴眼。

（六）预防和控制

（1）改善生产条件，改革工艺流程。加强生产操作过程的密闭化、连续化、机械化及自动化水平，如苯胺生产用抽气泵加料代替手工操作，以免工人直接接触。以无毒或低毒物质代替剧毒物，如染化行业中用固相反应法代替使用硝基苯作热载体的液相反应；用硝基苯加氢法代替还原法生产苯胺等工艺。

（2）重视检修制度，遵守操作规程。工厂应定期进行设备检修，防止跑、冒、滴、漏现象发生。在检修过程中应严格遵守各项安全操作规程，同时要做好个人防护，检修时要戴防毒面具，穿紧袖工作服、长筒胶鞋，戴胶手套等。定期清扫，定期监测等。

（3）加强宣传教育，增强个人防护意识。开展多种形式的安全健康教育，在车间内不吸烟，不吃食物，工作前后不饮酒，及时更换工作服、手套，污染毒物的物品不能随意丢弃，应妥善处理。接触 TNT 的工人，工作后应用温水彻底淋浴，可用 10% 亚硫酸钾肥皂洗浴、洗手，亚硫酸钾遇 TNT 变为红色，将红色全部洗净，表示皮肤污染已去除，也可用浸过 9：1 的酒精-氢氧化钠溶液的棉球擦手，如不出现黄色，则表示 TNT 污染已清除。

（4）做好就业前体检和定期体检工作。就业前发现血液病、肝病、内分泌紊乱、心血管疾病、严重皮肤病、红细胞葡萄糖-6-磷酸脱氢酶缺乏症、眼晶状体浑浊或白内障患者，不能从事接触此类化合物的工作。每年定期体检一次，体检时特别注意肝（包括肝功能）、血液系统及眼晶状体的检查。

二、高分子化合物生产中毒物中毒

高分子化合物是指相对分子质量高达几千至几百万，化学组成简单，由一种或几种单体经聚合或缩聚而成的化合物，故又称聚合物。

（一）来源与分类

高分子化合物就其来源可分为天然高分子化合物和合成高分子化合物。天然高分子化合物是指蛋白质、核酸、纤维素、羊毛、棉、丝、天然橡胶、淀粉等；合成高分子化合物是指合成橡胶、合成纤维、合成树脂等。通常所说的高分子化合物主要指合成高分子化合物，按其骨架和主链的成分，又分为有机高分子化合物和无机高分子化合物。有机高分子化合物的骨架以碳为主，间有氧（如聚酯）或氮（如尼龙）等；无机高分子化合物的骨架以除碳以外的其他元素为主，如聚硅烷骨架全部由硅构成。

（二）性质与用途

高分子化合物具有机械、力学、热学、声学、光学、电学等许多方面的优异性能，表现为强度高、质量轻、隔热、隔音、透光、绝缘性能好、耐腐蚀、成品无毒或毒性很小等特性。半个世纪以来，高分子化学工业在数量上和品种上迅速增加，主要包括五大类：塑料、合成纤维、合成橡胶、涂料和胶粘等，广泛应用于工业、农业、化工、建筑、通信、国防、日常生活用品等方面，也广泛应用于医学领域，如一次性注射器、输液器、各种纤维导管、血浆增容剂、人工肾、人工心脏瓣膜等，特别是在功能高分子材料，如光导纤维、感光高分子材料、高分子分离膜、高分子液晶、超电导高分子材料、仿生高分子材料和医用高分子材料等方面的应用、研究、开发日益活跃。

（三）生产原料

高分子化合物的基本生产原料有：煤焦油、天然气、石油裂解气和少数农副产品等。以石油裂解气应用最多，主要有不饱和烯烃和芳香烃类化合物，如乙烯、丙烯、丁二烯、苯、甲苯、二甲苯等。常用的单体多为不饱和烯烃、芳香烃及其卤代物、氰类、二醇和二胺类化合物，这些化合物多数对人体健康可产生不良影响。

（四）生产助剂

在单体生产和聚合过程中，需要各种助剂（添加剂），包括催化剂、引发剂（促使聚合反应开始）、调聚剂（调节聚合物的相对分子质量达一定数值）、凝聚剂（使聚合形成的微小胶粒凝聚成粗粒或小块）等。在聚合物树脂加工塑制为成品的成型加工过程中，为了改善聚合物的外观和性能，也要加入各种助剂，如稳定剂（增加聚合物对光、热、紫外线的稳定性）、增塑剂（改善聚合物的流动性和延展性）、固化剂（使聚合物变为固体）、润滑剂、着色剂、发泡剂、填充剂等。

（五）生产过程

高分子化合物的生产过程，可分为四个部分：① 生产基本的化工原料；② 合成单体；③ 单体聚合或缩聚；④ 聚合物树脂的加工塑制和制品的应用。例如，腈纶的生产过程，先由石油裂解气丙烯与氨作用，生成丙烯腈单体，然后聚合为聚丙烯腈，经纺丝制成纶纤维，再织成各种织物；又如，聚氯乙烯塑料的生产过程，先由石油裂解气乙烯与氯气作用生成二氯乙烯，再裂解生成氯乙烯，然后经聚合成为聚氯乙烯树脂，再将树脂加工为成品，如薄膜、管道、日用品等。

（六）生产过程对健康的影响

在高分子化合物生产过程的每个阶段，作业者均可接触到不同类型的毒物。高分子化合物本身无毒或毒性很小，但某些高分子化合物粉尘可致上呼吸道黏膜刺激症状；酚醛树脂、环氧树脂等对皮肤有原发性刺激或致敏作用；聚氯乙烯等高分子化合物粉尘对肺组织具有轻度致纤维化作用。

高分子化合物对健康的影响主要来自三个方面：① 制造化工原料、合成单体的生产过程；② 生产中的助剂；③ 高分子化合物在加工、受热时产生的毒物。

（1）制造化工原料、合成单体对健康的影响：如氯乙烯、丙烯腈对接触者可致急、慢性中毒，甚至引起职业性肿瘤。氯乙烯单体是 IARC 公布的确认致癌物，可引起肝血管肉瘤。

（2）生产中的助剂对健康的影响：除了在单体生产和聚合或缩聚过程中可接触各种助剂外，由于助剂与聚合物分子大多数只是机械结合，因此很容易从聚合物内部逐渐移行至表面，进而与人体接触，或污染水和食物等，影响人体健康。例如，含铅助剂的聚氯乙烯塑料在使用中可析出铅，因而不能用于储存食品或食品包装。

（3）高分子化合物在加工、受热时产生的有害因素对健康的影响：高分子化合物与空气中的氧接触，并受热、紫外线和机械作用，可被氧化。加工、受热时产生的裂解气和烟雾毒性较大，吸入后可致急性肺水肿和化学性肺炎。高分子化合物在燃烧过程中受到破坏，热分解时产生各种有毒气体，吸入后可引起急性中毒。

三、农药中毒

农药是指用于防止、控制或消灭一切虫害的化学物质。《中华人民共和国农药管理条例》中对农药的定义是，用于预防、消灭或者控制危害农业、林业的病、虫、草和其他有害生物以及有目的地调节植物、昆虫生长的化学合成或者来源于生物、其他天然物质的一种物质或者几种物质的混合物及其制剂。

农药是一类特别的化学品，人类在生产农药后，会有目的地将之投放到环境中去，以达到需要的目的。农药的接触非常广泛，既有大量的从事生产、运输、保存、使用的职业接触人群，也有通过污染的产品、水体、土壤等环境接触的整个社会人群。在职业接触人群中，与其他工业品明显不同，有广泛的使用者是其一个主要特征。在农村，由于容易获得，农药已经是自杀性中毒的主要工具。因此，对农药的管理也有特别的要求。

（一）农药分类

根据用途，通常把农药分为以下几类：

（1）杀虫剂：包括杀螨剂，如吡虫啉、毒死蜱、高效氯氰菊酯、异丙威等，在标签上用"杀虫剂"或"杀螨剂"字样和红色带表示。有机磷酸酯类、氨基甲酸酯类、拟除虫菊酯类、沙蚕毒素类、有机氯类均属此类。

（2）杀菌剂：如多菌灵、代森锰锌、井冈霉素等，在标签上用"杀菌剂"字样和黑色带表示。常包括有机硫类、有机砷（胂）类、有机磷类、取代苯类、有机杂环类及抗生素类杀菌剂。

（3）除草剂：如草甘膦、百草枯、莠去津、烯禾啶、敌稗等，在标签上用"除草剂"字样和绿色带表示。常包括季铵类、苯氧羧酸类、三氮苯类、二苯醚类、苯胺类、酰胺类、氨基甲酸酯类、取代脲类等化合物。

（4）植物生长调节剂：如芸苔素内酯、多效唑、赤霉素等，在标签上用"植物生长调节剂"字样和深黄色带表示；

（5）杀鼠剂：如杀鼠醚、溴敌隆等，在标签上用"杀鼠剂"字样和蓝色带表示。

此外还有生物化学农药、微生物农药、植物源农药、转基因生物、天敌生物等特殊农药。

（二）农药管理

《中华人民共和国农药管理条例》明确规定了农药管理办法：国家实行农药登记制度、农药生产许可制度、农药经营管理制度和农药使用范围的限制。根据国家规定，未经批准登记的农药，不得在我国生产、销售和使用。目前，禁止使用的农药有两种情况，一种是由于没有生产厂家生产，因而没有申请登记，不一定是农药本身有什么问题；另一种是由于试验或使用中有安全方面的问题，而不能被批准登记。下列农药因其安全性或其他问题，国家已经明确不予登记。

（1）敌枯双：对动物有致畸作用；从事生产的工人和施药农民接触敌枯双多引起皮炎的发生，有些还伴有其他症状。

（2）二溴氯丙烷（DBCP）：对动物有致突变和致癌作用；并可使生产车间男性工人精子减少，引起男性不育。残留试验证明在花生中有残留检出。

（3）普特丹：对动物有致畸作用。

（4）培福朗：急性吸入毒性高并有慢性毒性作用。

（5）18%蝇毒磷乳粉：属高毒农药，不得用于蔬菜，没有申请在其他作物上登记。

（6）六六六和滴滴涕：属高残留农药，分解慢，容易在环境和食品中残留。

（7）二溴乙烷（EDB）：对人、畜致癌，而且还能使精（卵）子遗传异常，对胎儿有致畸、致突变和肝、肾损害等作用。

（8）杀虫脒：对动物有致癌作用，对人有潜在的致癌危险性，世界上绝大多数国家已停止使用。

（9）氟乙酰胺：对人畜有剧毒，有二次中毒危险，国家规定严禁在农业上使用，严禁作为杀鼠剂销售和使用。

（10）艾氏剂和狄氏剂：属有机氯农药，已多年不生产、不使用，无生产厂家申请登记。

（11）汞制剂：对哺乳动物毒性高，在人体中容易蓄积而产生汞中毒。我国虽无明令禁止但实际上已不再生产、使用，也没有厂家申请登记。

（12）毒鼠强：属高毒类鼠药，国家明令禁止使用。现没有正规厂家生产与登记，市场上销售的毒鼠强多属于假冒厂名、滥设商品名出售的劣品，危害很大。

（13）甘氟：有机剧毒品，95%甘氟原液，无色或微黄色透明液体，高毒杀鼠剂。

（14）5种有机磷农药（甲胺磷、对硫磷、甲基对硫磷、久效磷和磷胺）：因急性毒性大，被取消登记和严禁使用。

限制使用是国家实施的一项重要的保护人民健康的措施。每一种农药都有一定的限制使用条件，这些条件包括使用的作物、防治对象、施用量、方法、使用时期以及土壤、气候条件等。任何农药产品都不得超出农药登记批准的使用范围。每种农药的限用条件要详细阅读标签和说明书。

（三）农药中毒的预防措施

农药对人体的影响主要包括急性中毒和长期接触后的不良健康效应。急性中毒危害主要取决于农药的急性毒性大小和人群短时间内可能的接触量。

农药的长期健康危害问题比较复杂，已有报告说一些农药可以致癌，引起生殖发育和免疫功能损伤等危害。有时农药的活性成分毒性不大，但所用的溶剂或助剂的毒性成为罪魁祸首。如家庭卫生杀虫剂常用增效剂八氯二丙醚目前已列为可疑致癌物和持久性有机污染物。其两步合成中间体和分解产物为二氯甲醚，二氯甲醚已列入已知人类致癌物。因此，八氯二丙醚不再容许作为农药增效剂使用。此外，还要注意农药生产过程中使用的原料、中间体的毒性及其可能对生产工人的健康造成的问题。

1. 严格执行农药管理的有关规定

生产农药，必须进行产品登记和申领生产许可证，农药经营必须实行专营制度，避免农药的扩散和随意购买。限制或禁止使用对人、畜危害性大的农药，鼓励发展高效低毒的农药，逐步淘汰高毒类的农药。农药容器的标签必须符合国家规定，有明确的成分标识、毒性分级和意外时的急救措施等。

2. 宣传教育

积极向各有关人员宣传、落实预防农药中毒管理办法等，严格执行农药登记的使用范围的限制，剧毒农药绝不可用于蔬菜和收获前的粮食作物和果树等。开展安全使用农药的教育，提高防毒知识与个人防护能力。

3. 改革创新

改进农药生产工艺及施药器械，防止跑、冒、滴、漏；加强通风排毒措施，用机械化包装替代手工包装。

4. 遵守安全操作规程

（1）农药运输应专人、专车，不与粮食、日用品等混装、混堆。装卸时如发现破损，要立即妥善改装，被污染的地面、包装材料、运输工具要正确清洗，可用 1% 碱水、5% 石灰乳或 10% 草木灰水处理。

（2）营销部门要做好农药保管及销售管理的工作，剧毒农药要有专门仓库或专柜放置，不要随意出售剧毒农药。

（3）配药、拌种应有专门的容器和工具，严格按照说明书要求，正确掌握配制的浓度。容器、工具用毕后，要在指定的地点清洗，防止污染水源等。

（4）喷药时遵守操作规程，防止农药污染皮肤和吸入中毒。一些行之有效的经验，如站在上风向、倒退行走喷洒值得推广。在中午等非常炎热的时候或大风时，要停止作业。

（5）施药工具要注意保管、维修，防止发生泄漏。严禁用嘴吹吸喷头和滤网等。

（6）注意个人防护。施药员要穿长衣长裤，使用塑料薄膜围裙、裤套或鞋套。如皮肤受污染要及时清洗。不在工作时吸烟或吃食物。污染的工作服及时、恰当地清洗，不要带回家。

（7）使用过农药的区域要竖立标志，在一定时间内避免进入，以防中毒发生。

5．医疗保健、预防措施

（1）生产工人要进行就业前和定期体检，通常一年一次，除常规项目外，可针对接触相应的农药增加有关指标，如有机磷农药接触工人的全血胆碱酯酶活性。患有神经系统疾病、明显肝肾疾病以及其他不适宜从事这类作业的疾病者，要调离接触农药的岗位。妊娠期和哺乳期的妇女也不宜继续从事这类作业。

（2）对施药人员要给予健康指导。因广大的施药人员来自于农村，不能享受有关的定期体检待遇，因此健康指导非常重要。要告知每天施药时间不要过长、不超过 6 小时，连续施药 3～5 天后要休息 1～2 天，不在炎热的时间喷洒农药，如患一些疾病，不要从事喷洒作业。

6．指导农（居）民不要到处乱放农药

购买回来的农药切莫与粮食、化肥、种子等混放在一起，也不能存放在人、畜经常出入的地方（如客厅、厨房），而应当储放在阴凉、通风、干燥的，特别是小孩不能找到的较隐蔽的地方（如可以放在贴上标记的专柜或特制木箱中，外面再加上锁），使用后的农药瓶、包装袋不要乱丢。随意将农药瓶和农药塑料丢弃在路边、田间地头、沟渠水坑，不但破坏了环境，而且很容易造成人畜中毒。对于使用后的农药包装袋、药瓶可采取在野外挖坑深埋的方法处理，防患于未然。

7. 其他措施

鼓励组成专业队伍开展施药工作，减少接触农药的人数，避免农药的流失。积极研究低毒或无毒类农药。在高毒类农药中加入警告色或恶臭剂等，避免错误的用途等。

第四章　物理因素的职业危害及其预防

第一节　概　述

劳动环境中，存在着许多物理性因素，主要有：① 气象条件，如气温、气湿、气流、气压；② 噪声；③ 振动；④ 电离辐射，如 X 射线、γ 射线；⑤ 非电离辐射，如紫外线、可见光、红外线、激光、微波和射频辐射等；⑥ 不良的照明条件。

物理因素有以下特点：

（1）劳动场所常见的物理因素，正常情况下，有些因素不但对人体无害，而且是人体生理活动或从事生产劳动所必需的，如气温、可见光等。

（2）物理因素以"能"的状态存在并产生作用，描述时通常使用"强度"表达其存在程度。每一种物理因素都具有特定的物理参数，如表示气温的温度、振动的频率、电磁辐射单位面积所产生的能量或强度等。

（3）劳动场所中存在的物理因素一般有明确的来源，称为"源"。当产生物理因素的"源"处于工作状态时，工作环境中存在这种因素，可造成环境污染，影响人体健康；一旦"源"停止工作，劳动场所相应的物理因素即不复存在，如噪声、电磁辐射等。劳动场所空间中物理因素的强度是不均匀的，多以产生该因素的"源"为中心，向四周传播，如果没有阻挡，其强度一般随距离增加呈指数关系衰减。

（4）大多数情况下，物理因素对人体的危害程度与物理参数不呈直线相关，表现为在某一范围内是无害的，高于或低于这一范围对人体会产生不良影响，而且影响的部位和表现可能完全不同。如气温，正常气温对人体是必需的、有益的，高温则引起中暑，低温可引起冻伤或冻僵。

（5）物理因素对人体所造成的伤害或疾病的治疗不需要采用"驱除"或"排出"有害因素的治疗方法，主要是针对人体的病变特点和程度采取相应治疗措施。

（6）物理因素的预防，在各个环节都有可行、有效的方法。在技术措施中，加强"源"的控制十分重要，如辐射源和热源的屏蔽。如果采用技术方法不能有效控制有害因素，个人防护措施也是切实可行的方法，如防护服、防护眼镜或眼罩、耳罩等。采取上述措施仍难达到要求时，则需采取缩短接触时间的办法，保护劳动者健康。

第二节 不良的气象条件对人体的危害及其预防

自然环境中的许多物理因素（如高温、低气压）仍无法改变，人们在生活和工作中，不可避免地接触到这些因素，影响着这部分人群的身心健康和工作效率。

一、高温作业

（一）高温作业的主要类型与职业接触

高温作业指生产劳动过程中温度等于或大于 25 ℃ 的作业。在高气温或同时存在高气湿或热辐射的不良气象条件下进行的生产劳动，通称为高温作业。高温作业按其气象条件的特点可分为下列三种主要类型。

1. 高温、强热辐射作业

冶金工业的炼焦、炼铁、炼钢、轧钢等车间；机械制造工业的铸造、锻造、热处理等车间；陶瓷、砖瓦、玻璃、搪瓷等工业的炉窑车间；火力发电厂和轮船的锅炉间等。这些场所的气象特点是高气温、热辐射强度大，而相对湿度较低，形成干热环境，受环境温度影响大。

2. 高温、高湿作业

气象特点是高气温、高气湿，而热辐射强度不大。高湿度的形成，是由生产过程中产生大量水蒸气或生产上要求车间内保持较高的相对湿度所致，如印染、造纸等工业中液体加热或蒸煮时，车间气温可达 35 ℃ 以上，相对湿度常达 90% 以上。

3. 夏季露天作业

夏季的农田劳动、建筑、搬运、运动员户外训练等露天作业，除受太阳的直接辐射作用外，还受被加热的地面和周围物体等二次辐射源的附加热作用。

（二）高温作业所致的疾病

高温可导致急性热致疾病和慢性热致疾病。

1. 致病因素

环境温度过高、湿度大、风速小、劳动强度大、劳动时间长是中暑的主要致病因素。过度疲劳、未热适应、睡眠不足、体弱、肥胖都易诱发中暑。

2. 临床表现

中暑可分为四种类型：即热失神、热衰竭、热痉挛和热射病。这种分类是相对的，临床上常以单一类型出现，也可多种类型并存，我国职业病名单将后三种统称为中暑。

（1）热失神：大量出汗引起的脱水和末端血管扩张，全身血液循环降低所致。症状为意识突然消失，体温高于正常，明显出汗。

（2）热衰竭：起病快，先出现头晕、头痛、心悸、出汗、恶心、呕吐、皮肤湿冷、面色苍白、血压短暂下降，继而晕厥，体温不高或稍高。休息片刻即可清醒，一般不引起循环衰竭。

（3）热痉挛：表现为明显的肌肉痉挛，伴收缩痛。痉挛以四肢肌肉及腹肌等经常活动的肌肉为多见，尤以腓肠肌为最。痉挛常呈对称性，时而发作，时而缓解。患者神志清醒，体温多正常。

（4）热射病：分为劳力型和非劳力型。临床特点为突然发病，体温升高可达 40 ℃以上，开始时大量出汗，后出现"无汗"，伴有干热和意识障碍、嗜睡、昏迷等中枢神经系统症状，死亡率高。

四种类型的中暑，以热射病最严重，即使迅速救治，仍有 20% ~ 40% 的病人死亡。

3. 诊　断

主要根据高温作业人员的职业史及体温升高、肌痉挛或晕厥等主要临床表现，排除其他疾病，可诊断为职业性中暑。

中暑按临床症状轻重分为轻症和重症中暑，重症中暑包括热射病、热痉挛、热衰竭。

（1）中暑先兆：指在高温环境下劳动一段时间后，出现头昏、胸闷、心悸、口渴、多汗、注意力不集中、动作不协调等症状，体温正常或稍高。

（2）轻症中暑：除了上述症状加重外，出现面色潮红、有呼吸与循环衰竭的早期症状，大量出汗、面色苍白、血压下降、脉搏细弱而快。体温升至 37.5 ℃以上。

（3）重症中暑：凡出现前述热射病、热痉挛或热衰竭的主要临床表现之一者，可诊断为重症中暑。

4. 中暑的治疗原则

中暑主要依据其发病机制和临床症状进行对症治疗，体温升高者应迅速降低体温。

（1）轻症中暑：使患者迅速离开高温作业环境，转移到通风良好的阴凉处安静休息，予含盐清凉饮料，必要时予葡萄糖生理盐水静脉滴注。

（2）重症中暑：① 热射病，采取降低体温、维持循环呼吸功能的措施，必要时纠正水、电解质平衡紊乱。② 热痉挛，口服含盐清凉饮料，必要时给予葡萄糖生理盐水静脉滴注。③ 热衰竭，使患者平卧，转移至阴凉通风处，口服含盐清凉饮料，对症处理。

对中暑患者及时对症处理，一般很快恢复，不必调离原作业。若体弱不宜从事高温作业，或有其他就业禁忌证者，可调换工种。

（三）热致疾病的预防

采取一系列防暑降温措施是预防与控制热致疾病与热损伤的重要途径。

1. 制定高温作业卫生标准

高温作业时，人体与环境的热交换和热平衡受气象条件，又受劳动代谢产热的影响，应以机体热应激不超出生理范围为依据，对气象因素及劳动强度作相应的规定，保证工人的健康。

2. 综合性防暑降温措施

采取各种综合性防暑降温措施，对保护高温作业工人的健康有积极作用。

（1）技术措施。

1）合理设计工艺流程，改进生产设备和操作方法，改善高温作业劳动条件的根本措施，如轧钢、铸造、搪瓷等的生产自动化，使工人远离热源，同时减轻劳动强度。

热源的布置应符合下列要求：① 尽可能布置在车间外面；② 采用热压为主的自然通风时，尽可能布置在天窗下面；③ 采用穿堂风为主的自然通风时，尽可能布置在夏季主导风向的下风侧；④ 对热源采取隔热措施。

2）隔热：是防止热辐射的重要措施，可利用水或导热系数小的材料进行隔热，其中尤以水的隔热效果最好。

3）通风降温：① 自然通风：任何房屋均通过门窗、缝隙进行自然通风换气，高温车间靠这种方式是不够的。② 机械通风：在自然通风不能满足降温需要时，采用机械通风。

（2）保健措施。

1）膳食和营养状况：调整高温作业人员的营养与膳食，增强体质，提高耐热能力和劳动效率，适应高温环境。补充与出汗量相等的水分和盐分，供给含盐饮料，每人每天供水 3 ~ 5 L，盐约 20 g。出汗量少于 4 L 时，从食物中摄取 15 ~ 18 g 盐即可，不一定从饮料中补充。若出汗量超过 4 L，除从食物中摄取盐外，还需从饮料适量补充盐分，少量多次为宜。

在高温环境劳动时，能量消耗增加，故膳食总热量应比普通工人高，最好能达到 12 600 ~ 13 860 kJ/天。蛋白质增加到总热量的 14% ~ 15% 为宜。此外，可补充复合维生素和钙等。

2）个人防护：按不同作业的需要，供给工作帽、防护眼镜、手套、鞋盖、护腿等个人防护用品，工作服，应以耐热、导热系数小且透气性能好的织物制成。防止辐射热，用白帆布或铝箔制的工作服，宜宽大且不妨碍操作。

3）医疗预防：进行就业前和入暑前体格检查。有心血管系统器质性疾病、持久性高血压、溃疡病、活动性肺结核、肺气肿、肝肾疾病、明显的内分泌疾病（如甲状腺功能亢进）、中枢神经系统器质性疾病、重病后恢复期及体弱者，均不宜从事高温作业。

（3）组织措施。

加强领导，改善管理，遵照国家高温作业卫生标准，搞好厂矿防暑降温工作。根据气候特点，调整夏季高温作业劳动和休息制度。休息室或休息凉棚尽可能设置在远离热源处，有足够的降温设施和饮料。大型厂矿专门设立配备有空气调节系统的工人休息公寓，使高温作业工人有充分的睡眠与休息。

二、低温作业

（一）低温作业

低温作业是指生产劳动过程中，工作地点平均气温等于或低于 5 ℃ 的作业。

（二）职业接触

低温作业包括寒冷季节从事室外或室内无采暖设备的作业，及工作场所有冷源装置的作业，如林业、渔业、矿业、护路、通信、环卫、警务、投递等。作业人员在接触低于 0 ℃的环境或介质（如制冷剂、液态气体等）时，就有发生冻伤的可能。

（三）体温过低与冻伤

1. 低温作业对机体的影响

（1）体温调节：寒冷刺激皮肤感受器发放神经冲动传入脊髓和下丘脑，引起皮肤血管收缩、寒颤及动员储存的糖和脂肪。血液因外周血管收缩而转向流入深部组织，热量不易散失。寒颤、糖和脂肪动员也使代谢产热增加，体温能维持恒定。人体具有适应寒冷的能力，但有一定的限度，在寒冷（-5 ℃以下）环境下工作时间过长，超过适应能力，体温调节出现障碍，会出现体温降低，甚至体温过低，影响机体功能。

（2）中枢神经系统：低温时，脑内高能磷酸化合物代谢下降，出现神经兴奋与传导能力减弱，可见手脚不灵、运动失调、反应减慢及发音困难，易受机械和事故的伤害。

（3）心血管系统：低温初期，心率加快，心输出量增加，后期心率减慢，心输出量减少。房室结的传导障碍，表现为心动过缓，进而心收缩不全。

（4）体温过低：将中心体温为 35 ℃及以下称为体温过低，可出现明显寒颤；降到 34 ℃时血压下降，意识受到影响；下降到 33 ℃时，呼吸次数减少、心率降低、血压下降，称为"重症低体温"；下降到 31～32 ℃时，意识不清，血压测不到，寒颤消失，瞳孔散大；下降到 29～30 ℃时，脉搏、呼吸减少，意识逐渐消失，肌肉僵直；下降到 28 ℃出现心室纤颤，生命垂危；下降到 20 ℃时，心脏停止。

2. 防寒与保暖措施

（1）防寒和保暖：提供采暖设备，使作业环境保持合适的温度。在环境温度 -7 ℃环境下，不得长时间工作。在温度 -7 ℃环境持续工作，须在附近建立暖和的场所。

（2）个人防护：低温作业人员的服装其面料应有导热性小，吸湿和透气性强的特性。在潮湿环境下劳动，发给橡胶工作服、围裙、长靴等防湿用品。工作时如果衣服浸湿，应及时更换并烘干。教育工人体温过低的危险性和预防措施，肢端疼痛和寒颤是低温的危险信号，寒颤十分明显时，必须终止作业。劳动强度不能过高，防止出汗，禁止饮酒。

（3）增强体质：人体皮肤在长期和反复寒冷作用下，会使得表皮增厚，御寒能力增强，而适应寒冷。冷水浴或冷水擦身或较短时间的冷刺激结合锻炼，可提高对寒冷的适应。此外，应增加富含脂肪、蛋白质和维生素的食物。

三、异常气压

有些特殊工种需要在异常气压下工作，如高气压下的潜水或沉箱作业、低气压下高空或高原作业等，工作气压与正常气压相差较大，不注意防护，会发生严重的生理功能障碍，甚至死亡。

（一）高气压

1. 高气压作业

（1）潜水作业：水下施工、打捞沉船或海底救护需潜水作业。潜水员平均下沉 10.3 m，压力会增加 101.33 kPa（1 个大气压），称为附加压。附加压与水面大气压之和为总压，称绝对压。潜水员在水下工作，需要穿特制潜水服，用一条导管将压缩空气送入潜水服内，压力为从水面到潜水员作业点的绝对压。当潜水员下潜和上升到水面时，需不断调节压缩空气的阀门。

（2）潜涵作业：指在地下水位以下潜涵进行的作业。如建桥墩时，将潜涵逐渐下沉，到一定深度时通入等于或大于水下压力的高压空气，保证水不至于进入潜涵内。

（3）其他：临床上的高压氧舱、气象学上高气压科学研究舱的作业。

2. 减压病

在高气压下工作一定时间后，转向正常气压时，由于减压过速，体内原已溶解的气体超过了饱和界限，在血管内外及组织中形成气泡所导致的全身性疾病。

（1）发病机制：在高气压下，空气各成分的分压升高，经呼吸和血液循环，溶解入体内的量也相应增加。高压空气中，O_2 所占的比例不大，溶解氧可被组织所消耗，在一定分压范围内是安全的；CO_2 含量极小，机体对其有灵敏的调节机制，在肺泡中可恒定在 5.3 kPa 水平，张力不致升高；唯 N_2 占的比例较大（80%），在体内不被机体利用，也不与体内其他成分结合，单纯以物理溶解状态溶于体液中。每下潜 10 m，可多溶解 1 L N_2。N_2 在脂肪中的溶解度比血液中高 4 倍，主要集中在脂肪和神经组织内。如果能正确执行减压操作规程，逐渐脱离高气压环境，体内溶解的 N_2 由组织中缓慢释放进入血液，经肺呼出，就无不良影响。如果减压过速，外界压力下降幅度太大，体内溶解 N_2 的气体张力与外界气压的比率超过安全系数，就无法继续溶解，在几秒至几分钟内变成气泡，游离于组织和血液中。在脂肪少、血管分布多的组织中，气泡在血管内形成，造成栓塞，引起一系列症状；在脂肪较多、血管分布少的组织中，含氮较多，脱氮困难，气泡积聚于血管壁外，产生压迫。与此同时，血管内外气泡继续形成，引起组织缺氧和损伤，使细胞释放出钾离子、肽、组织胺类物质和蛋白水解酶等，又可刺激产生组织胺和 5-羟色胺，作用于微循环系统，最终使血管平滑肌麻痹，微循环血管阻塞等，进一步降低组织中氮的脱饱和速度。

（2）临床表现：急性减压病多在数小时内发病,减压越快，症状出现越早，病情越严重。① 皮肤：较早症状为奇痒，并有灼热感、蚁走感和出汗；还可出现水肿或皮下气肿。② 肌肉、关节、骨骼系统：可引起疼痛。关节痛为减压病常见症状，占病例数的 90%。轻者出现酸痛，重者呈跳动样、针刺样、撕裂样剧痛，骨质内气泡导致远期后果产生减压性或无菌性骨坏死。③ 神经系统：发生在供血差的脊髓，产生截瘫、四肢感觉和运动功能障碍及直肠、膀胱功能麻痹等。脑部受累，发生头痛、感觉异常、运动失调。视觉、听觉系统受累，产生眼球震颤、复视、失明、听力减退及内耳眩晕综合征。④ 循环呼吸系统：血液循环中有大量气泡栓塞时，引起心血管功能障碍，脉搏细数、血压下降、心前区紧缩感、皮肤和黏膜发绀、四肢发凉。若有大量气泡在肺小动脉和毛细血管内，引起肺梗死、肺水肿等，表现为剧咳、咯血、呼吸困难、发绀、胸痛等。⑤ 大网膜、肠系膜和胃血管中有气泡栓塞时，引起腹痛、恶心和呕吐。

（3）诊断：根据国家职业性减压病诊断标准（GBZ24—2002），诊断及分级分期如下：

① 急性减压病：可分为轻度、中度和重度。轻度：皮肤表现，有瘙痒、丘疹，大理石样斑纹、皮下出血、水肿；中度：多发生于四肢大关节及附近的肌肉，骨关节痛；重度：出现神经系统、循环系统或呼吸系统障碍。

② 减压性骨坏死：根据骨骼 X 射线改变分期，Ⅰ期：在股骨、肱骨或胫骨有局部的骨致密区、致密斑片、条纹；骨改变面积，上肢或下肢不超过肱骨头或股骨头的 1/3；Ⅱ期：骨改变面积超过肱骨或股骨头的 1/3 或出现大片的骨髓钙化；Ⅲ期:病变累及关节，有局部疼痛和活动障碍。

（4）处理原则：唯一根治手段是及时加压治疗以消除气泡,将患者送入特制的加压舱内，升高舱内气压至作业时的程度，停留一段时间，患者症状消失后，按规定逐渐减至常压，然后出舱，观察 6~24 小时。此外，辅以其他综合疗法如吸氧，再加压前给予补水分和电解质。皮质类固醇可减轻减压病对脑和脊髓的损伤和水肿，用于中枢神经系统病人。

（5）预防。

① 技术革新：建桥墩时，用管柱钻孔法代替沉箱，工人可在水面上工作而不必进入高压环境。遵守安全操作规程，暴露异常气压后，遵照安全减压时间表逐步返回正常气压状态。

② 保健措施：防止过劳，严禁饮酒，加强营养。对潜水员保证高热量、高蛋白、中等脂肪量饮食，并增加各种维生素。注意防寒保暖，工作后进热饮料，洗热水澡。做好就业前体格检查，合格者才能参加工作；以后每年应做一次体格检查。

③ 职业禁忌证：凡患神经、精神、呼吸、泌尿、血液、运动、内分泌、消化系统的器质性疾病和明显的功能性疾病者；患眼、耳、鼻、喉及前庭器官器质性疾病者；凡年龄大于 50 岁者、各种传染病未痊愈者、过敏体质者等不宜从事此项工作。

（二）低气压

1. 高原作业

高空、高山与高原属低气压环境。高山与高原指海拔在 3 000 m 以上的地区，海拔越高，氧分压越低，在海拔 3 000 m 处，气压为 70.66 kPa，氧分压为 14.67 kPa；而在海拔达到 8 000 m 处，气压降至 35.99 kPa，氧分压仅为 7.47 kPa，此时肺泡气氧分压和动脉血氧饱和度为前者的一半。在高山与高原作业，会遇到强烈的紫外线和红外线，日夜温差大，温湿度低，气候多变等多种不利条件。

低气压下进行的作业见于高原考察、地质勘探、登山等。飞行员快速升到万米左右的高空，如果机舱密封不良或泄漏，气压在短时间内大幅度降低，发生航空减压病。

2. 高原病

（1）急性高原病：包括急性高原反应、高原肺水肿和高原脑水肿。

① 急性高原反应：主要症状为头痛、失眠、呼吸困难、食欲缺乏和疲劳，头痛很突出，一般在抵达高海拔 24 小时内发生。神经系统症状主要有记忆减退、眩晕、耳鸣和视听觉障碍。急性高原反应多数病例有自我限制的特点，症状 3～7 天后消失。缓慢攀登（350 m/d）能预防此病。每 5～10 分钟过度呼吸通气一次可减轻症状。适当饮水，保持多排尿也很重要。

② 高原肺水肿：攀登海拔 2 500～4 000 m 的高度，可发生高原肺水肿。主要症状为干咳、发绀、血性泡沫状痰、极度呼吸困难、胸痛、烦躁不安。双肺可闻及湿啰音。X 射线检查可见两肺中、下部密度较淡，云絮状边缘不清阴影，尤其右下侧严重。

③ 脑水肿：一般在 4 000 m 以上，发病急，多为未经习服的登山者，发病率低，病死率高。患者出现一系列神经精神症状、剧烈头痛、兴奋、失眠、恶心、颅侧神经麻痹、瘫痪、幻觉、癫痫发作、木僵和昏迷。

（2）慢性高原病：慢性高原病是失去了对高海拔的适应而产生慢性肺源性心脏病并伴随神经系统症状。

此类疾患由肺泡过低通气所致，表现为发绀、红细胞过度生成、低的动脉氧饱和度、肺动脉高压及右心扩大。慢性缺氧所导致的中枢性肺通气抑制，呼吸速率提高，加重了肺泡过低通气。动脉血氧饱和度明显不足常见于睡眠中，刺激红细胞生成，返回平原地区后许多异常情况减退甚至消失。

第三节　噪声对人体的危害

声音由物体振动引起，噪声是发声物体做无规则振动时发出的声音，以波的形式在介质（如固体、液体、气体）中进行传播。从生理学观点来看，凡干扰人们休息、学习和工作的声音，统称为噪声。当噪声对人及周围环境造成不良影响时，形成噪声污染。工业革命以来，各种机械设备的发明和使用，给人类带来了繁荣和进步，同时也产生了越来越多而且越来越强的噪声。噪声普遍存在于多种劳动环境中，是影响范围很广的一种职业性有害因素。长期接触一定强度的噪声，会对人体产生不良影响。

一、噪声的来源

1. 交通噪声

包括机动车辆、船舶、地铁、火车、飞机等的噪声。机动车辆数目的迅速增加，使交通噪声成为城市的主要噪声源。

2. 工业噪声

工厂的各种设备产生的噪声，声级一般较高，对工人及周围居民带来较大的影响。

3. 建筑噪声

来源于建筑机械发出的噪声,特点是强度较大,且多发生在人口密集地区,严重影响居民的休息与生活。

4. 社会噪声

包括人们的社会活动和家用电器、音响设备发出的噪声,声级不高,但和人们的日常生活联系密切,使人们休息时得不到安静,尤为让人烦恼,易引起邻里纠纷。

二、噪声对人体的影响

(一)噪声对听觉系统的影响

噪声对人体最直接的危害是听力损伤。人们进入强噪声环境时,暴露一段时间,会感到双耳难受,甚至出现头痛等感觉。离开噪声环境到安静的场所休息一段时间,听力逐渐恢复正常,这种现象称为暂时性听阈偏移,又称听觉疲劳。如果人们长期在强噪声环境下工作,听觉疲劳得不到及时恢复,且内耳器官发生器质性病变,形成永久性听阈偏移,又称噪声性耳聋。人突然爆露于极其强烈的噪声环境中,听觉器官发生急剧外伤,引起鼓膜破裂出血,迷路出血,螺旋器从基底膜发生急性剥离,可能使人耳完全失去听力,出现爆震性耳聋。

若长年无防护地在较强的噪声环境中工作,离开噪声环境后听觉敏感性的恢复就会延长,经数小时或十几小时,听力可恢复,这种可恢复听力的损失称为听觉疲劳。听觉疲劳加重会造成听觉机能恢复不全。

(二)噪声对非听觉系统的影响

1. 对心血管的影响

目前研究比较多的是噪声对血压及心电图的影响。

长期接触噪声引起血压升高,人们在噪声环境下易烦躁,情绪不稳。一方面,噪声经过听觉器官传入大脑皮质和自主神经中枢,引起自主神经功能紊乱,使迷走神经的兴奋性增高,导致心率增快或减慢、心律不齐甚至出现 T 波或 ST-T 改变,并可使外周阻力增加,加重心脏的负荷。另一方面,噪声对心肌有直接损害,可增加心肌对肾上腺素敏感性及刺激肾上腺素受体产生室性早搏,甚至心室颤动或停搏等各种心律失常及心肌损害。

2．对神经系统的影响

噪声经听觉器官传入大脑皮质和自主神经中枢，引起中枢神经系统一系列反应，出现神经衰弱综合征和自主神经功能紊乱。

3．对消化系统的影响

接触中低频噪声的工人出现消化道症状，如腹部烧灼感、反酸、上腹部疼痛感，胃病检出率、尿胃蛋白酶浓度和空腹基础胃酸排出量显著升高。

4．噪声对女性生殖系统、妊娠结局及子代智力的影响

长期暴露于噪声工作场所导致女性月经周期紊乱、痛经、经期和经量异常，存在剂量-反应关系。

5．对其他系统的影响

长期接触噪声能导致免疫力下降，噪声对人体免疫系统的干扰使机体对各类传染病以及癌症等的抵抗力下降。

6．与其他因素的联合作用

许多工作场所，存在着各种有害因素，噪声与其他因素往往同时存在。

（三）对生活、工作的干扰

噪声对人的睡眠影响大，人在睡眠中，听觉也要承受噪声的刺激，会导致多梦、易惊醒、睡眠质量下降，突然的噪声对睡眠的影响更突出。噪声会干扰人的谈话、工作和学习，噪声会使劳动生产率降低 10%～50%，随噪声的增加，差错率上升。噪声还会分散人的注意力，导致反应迟钝，易疲劳，工作效率下降，差错率上升。噪声会掩蔽安全信号，如报警信号和车辆行驶信号等，以致造成事故。长期干扰睡眠造成失眠、疲劳无力、记忆力衰退，以至产生神经衰弱症候群。

第四节　振动对人体的危害及其预防

当作用于物体或机体的振动频率与其自身的频率相同或成倍数时，就产生共振现象。共振时物体或机体以极大的能量振动，极具破坏力。人体某些部位和器官对机械振动的响应见表 4-1。

表 4-1　人体不同部位对振动的响应

振动频率（Hz）	人体部位	振动频率（Hz）	人体部位
3～6	胸、腹	100～200	下颌、颅骨
20～30	头、颈、肩	300～400	颅　骨
60～90	眼　球	600～900	颅　骨

一、生产性振动的来源和主要振动作业

（一）生产性振动的来源

在工作场所中，产生振动的原因有：① 不平衡物体的转动；② 旋转物体的弯曲和扭动；③ 物体的冲击；④ 活塞运动；⑤ 物体的摩擦；⑥ 空气冲击波：锻造机、切断机、冲床、压缩机、振动筛、振动传送带、送风机、印刷机、织机等，是典型的产生振动的机械。运输工具如内燃机车、拖拉机、摩托车、汽车、飞机等；农业机械如收割机、除草机、脱粒机等，也是常见的振动源。

（二）主要振动作业

1. 接触手传振动的作业

暴露于手传振动的作业（工种）主要有：

（1）林业：伐木工（油锯工、链锯工）、造材工（使用链锯）；

（2）矿山：凿岩工、锻工、电耙工；

（3）机械：铆工、铸造清理工（清铲）、铸造工（用捣固机造型）、砂轮工、铣工、磨工、锻工、深孔钻工、锯工（金属切割）、锤打工、电锯刨工；

（4）航空制造：铆工；

（5）铁路：凿岩工、铆工、铸造清理工、砂轮工、混凝土工；

（6）造船：铆工、锤打工；

（7）水利电力：铸造清理工、铸造（造型）工、混凝土工；

（8）冶金：铆工、砂轮工、混凝土工、抻拔工、打头工；

（9）建筑：凿岩工、混凝土工、破碎工；

（10）轻工：砂轮磨工（手持工件打磨）、电锯刨工；

2. 接触全身振动的作业

主要有：拖拉机手、地面移动机器的司机（平路机、装卸机等）、建筑工程机械司机、装卸机械司机、卡车司机、小货车司机、大轿车司机、有轨电车司机、铁路机车司机、铁路车辆乘务人员、锻造工、冲压工、混凝土工。

二、振动对人体健康的影响

（一）振动在人体的传播与主观感受

一定频率并达到一定强度的振动，能为人体所感受，手传振动与全身振动在一定条件下，都可由人体直接接触振动的部位向其他部位传播。振动作用于人体，不仅可引起机械效应，更主要的是引起生理和心理效应。适宜的振动作用于人体有益身心健康，振动在保健和康复医学方面的应用很广泛，有增强肌肉活动，解除疲劳，减轻疼痛、促进代谢、加速伤口恢复等功效。在生产条件下，手持振动性工具的操作者，振动可通过握持振动工具的手掌传播至手腕、前臂、肘关节、肩关节，甚至传播到头部、脊柱、内脏、下肢等较远部位。作业者接触振动的强度大、时间长，可对机体可产生不良影响，常引起功能障碍，甚至发生职业病。

（二）局部振动的影响

长期接触过量的局部振动，引起外周和中枢神经系统的功能改变，表现为条件反射抑制，行为功能下降，神经传导速度降低和肢端感觉障碍。自主神经功能紊乱，主要表现为组织营养障碍，手掌多汗。

振幅大，冲击力强的振动，引起骨、关节的损害，主要改变在上肢，以手、腕、肘、肩关节的脱钙，局限性骨质增生，骨关节病，骨刺形成，囊样变等较多见。

振动与噪声联合作用引起永久性听阈改变，加速耳聋的发生。

（三）全身振动的影响

强烈的全身振动引起机体不适，甚至令人不能忍受。高强度的剧烈振动引起内脏移位甚至造成机械性损伤。在全身振动的作用下，交感神经紧张，血压升高、脉搏增快、心搏出血量减少、脉压增大，导致心肌局部缺血，对胃酸分泌和胃肠蠕动产生抑制作用，使胃肠道和腹腔压力增高。对重型车或拖拉机驾驶员进行 X 射线检查，发现胸椎和腰椎早期退行性改变，椎间盘脱出症的发病率高于一般人群。

全身振动对工效的影响是多方面的，它通过机械干扰或中枢神经系统的作用，使姿势平衡和空间定向障碍,使中枢神经系统抑制，导致注意力分散、反应性降低，易疲劳、头痛、头晕，1～2 Hz 的全身振动具有催眠作用，导致作业能力下降。

低频率、大振幅的全身振动，如车、船、飞机等交通工具的振动，可引起晕动病，主要是振动刺激前庭器官出现急性反应症状，这种障碍预后良好，脱离振动环境，经药物治疗和适应锻炼可恢复。

三、手臂振动病

（一）临床表现

1. 手部感觉障碍

手麻、手痛、手胀、手僵、手多汗等局部症状是本病早期和普遍的主诉，也是振动性神经病的主要症状。特别是间歇性或持续性手麻，是本病最早出现的症状，手麻、手痛往往影响整个上肢，休息时特别夜间更为明显，往往影响睡眠，活动后可暂时缓解。手无力、持物易掉、上肢关节酸痛，也是常见的症状，可伴有运动功能障碍。手部特别是指端的感觉减退，阈值升高，振动觉、痛觉感觉障碍（阈值升高）更加明显。神经传导速度减慢，表现为正中神经感觉和运动神经传导速度降低、远端潜伏时延长，肌电图检查可见神经源性损害。

2. 发作性手指变白

典型表现是振动性白指，是诊断本病的主要临床依据之一。一般是在受冷后，患指出现麻、胀、痛，并由灰白变苍白，由远端向近端发展，变白部位界限明显，常见部位是食指、中指和无名指的远端指节，严重者可累及近端指节，使全手指变白。

3. 上肢骨关节和肌肉系统的症状

出现手指关节的肿胀、变形，手部肌肉萎缩等。上肢关节特别是指-掌关节、腕关节的疼痛较多见。

（二）诊断及分级诊断

诊断原则：有长期从事手传振动作业的职业史，出现手臂振动病的主要症状和体征，结合末梢循环、周围神经功能检查，参考作业环境的劳动卫生学调查资料，进行综合分析，并排除其他病因所致相似疾病，方可诊断。

1. 诊　断

观察对象有长期从事手传振动作业的职业史，出现手麻、手胀、手痛、手掌多汗、手臂无力和手指关节疼痛症状，并有下列表现之一者：① 手部冷水复温试验，复温时间延长；② 指端振动觉和手指痛觉减退。

2. 分级诊断

（1）轻度。有下列表现之一者：① 白指发作累及手指的指尖部位，未超出远端指节的范围；② 手部痛觉、振动觉减退或手指关节肿胀、变形，经神经-肌电图检查出现神经传导速度减慢或远端潜伏时延长。

（2）中度。有下列表现之一者：① 白指发作累及手指的远端指节和中间指节，常在冬季发作；② 手部肌肉轻度萎缩，神经-肌电图检查出现神经源性损害。

（3）重度。有下列表现之一者：① 白指发作累及多数手指的所有指节，甚至累及全手，常发作，严重者可出现指端坏疽；② 手部肌肉明显萎缩或出现"鹰爪样"手部畸形，严重影响手部功能。

（三）治疗和处理原则

尚无特效疗法，特别是振动性白指，一旦发病，治疗恢复非常困难，也较缓慢。少数病例即使在脱离振动作业后，仍能继续发展，贯彻三级预防非常重要。若已确定为观察对象或手臂振动病患者，应按以下原则进行处理和治疗：

1. 一般原则

① 观察对象：不需要调离振动作业，也不需要进行治疗，应每年检查一次，密切观察病情变化。② 轻度患者：调离接触手传振动的作业，适当治疗，并根据情况安排其他工作。③ 中度和重度手臂振动病：须调离振动作业，积极治疗，如进行劳动能力鉴定，应按照有关国家职业卫生标准处理。

2. 治疗原则

要强调早期发现，早期治疗，综合治疗。改善和恢复循环功能、神经功能，进行对症处理，减少和消除病痛，增强体质，适当休息。同时，对患者进行健康教育，增强自我康复和保健意识，加强功能和体格锻炼，戒烟限酒，合理营养，生活规律。

3. 治疗方案

可根据病情和个体状况采取以下措施：

（1）物理疗法和运动疗法：改善血液循环，促进组织代谢，恢复神经功能。

超短波照射，运动浴（在 38 ~ 40 ℃ 的温水中，在理疗医生的指导下进行适当的运动），温泉疗法（含硫矿泉或碳酸矿泉，水温 42 ~ 43 ℃，每日入浴 2 ~ 3 次，每次 10 ~ 20 分钟，4 周为一疗程）等。运动疗法如徒手体操、太极拳、球类运动等。

（2）药物治疗：① 外周血管扩张药物：如 β 受体兴奋剂（异丙基肾上腺素等）、血管平滑肌麻痹剂；② 维生素类药物：如维生素 B 族和维生素 C 等对神经系统功能恢复有促进作用。

（3）中医治疗：活血化瘀、舒筋活络、镇静止痛，如四妙勇安汤加减，独活寄生汤加减，还可用补、攻的药物。中药洗剂，针灸治疗均可试用。

（4）外科治疗：交感神经节的阻断疗法，颈椎牵引疗法等。

（四）预　防

1. 控制振动源

改革工艺过程，采取技术措施，进行减振、隔振，以至消除振动源，是预防振动职业危害的根本措施。例如，采用液压、焊接等新工艺代替风动工具铆接工艺；设计自动或半自动的操纵装置；工具的金属部件换用塑料或橡胶。

2. 限制作业时间和振动强度

按照振动作业的卫生标准，限制接触振动的强度和时间，最大限度地保障作业者的健康。

3. 改善作业环境，加强个人防护

作业环境中的防寒、保温，特别是寒冷季节的室外作业，须有必要的防寒和保暖设施。配备并使用个人防护用品，如工作服，特别是防振手套、减振椅等，减轻振动危害。

4. 加强健康监护和卫生监督

进行就业前和定期健康体检，实施三级预防，及时处理患病个体，加强健康管理和教育宣传，提高劳动者健康意识。

第五节 不良照明对人体的危害及其预防

一、照明的分类

1. 自然照明

自然照明以自然光线作为光源，自然光柔和明亮，使人眼感到舒适，加之光谱中紫外线对人体健康有益，又可节约能源，是一种经济也是最良好的照明方式。在设计照明时，尽量考虑最大限度地利用自然光。但自然照明也有局限性，它受不同时间、不同季节的限制，光线强度多变。

2. 人工照明

人工照明是指在自然采光不足或不能利用阳光的时间、场所（如矿井、地下室等）和需要高照度的作业，从事生产活动或保证作业安全而采用人工光源的一种照明形式。人工照明应选择接近自然光的人工光源，有荧光灯、白炽灯、高强度气体放电灯（高压钠灯、荧光高压汞灯）等，可根据具体的需要加以调节、改变，应用十分便利，在生产性照明中有重要的地位。

3. 综合照明

综合照明是在自然照明的基础上加上人工照明以满足工作面上所需照度。既能达到利用自然光的目的，又考虑到自然照明的不足，并选择适当的人工照明加以补充。目前生产厂房都选用综合照明方式，同时按照一年四季及一天中早、中、晚自然光变化规律配置可调式人工照明，使得生产照明设置更加合理、灵活、健康。

二、照明对人体和工作的影响

（一）照明与人群健康的关系

1. 对生理功能的影响

主要通过神经系统来影响机体整个内部环境。眼睛对可见光的刺激与反应是很敏感的，很小的刺激就可引起大脑皮质的兴奋并形成条件反射。光还可通过植物神经系统影响物质代谢过程。此外，各种单色光有不同的作用，如红色光、黄色光使呼吸加深加快，脉搏加速；绿色光、蓝色光及紫色光却引起相反的结果。

2. 对心理和情绪的影响

光作为一种信号能作用于人的大脑皮层，影响人们的心理活动、情绪状态。黑暗的环境使人们心情沉闷、阴郁、不安和恐慌，明亮的环境使人心情豁然开朗、愉快、精神振奋。光色不同所引起的心理作用及感情效果也不一样，红光、黄光可引起兴奋作用，有温暖感，看起来有近、大的感觉；而蓝光、紫光引起抑制，有镇静作用和寒冷感，看起来有远、小的感觉。

3. 对人的行为的影响

工作场所的照度适宜可以增加工人的辨识能力，有利于辨别物体高低、颜色以及相对位置，还可扩大视野，增加判断反应时间，减少失误判断。照明质量差，照度水平低，可使人观察事物能力下降，增加能量消耗，降低眼的调试和会聚能力。井下照明中眩光，使人对目标产生模糊，导致视觉疲劳，视力下降，使人烦恼，注意力不集中，影响工人操作，易造成错误判断，导致事故发生。

（二）照明与作业的关系

良好的照明使人感到舒适，还能调整人的精神状态，提高工作效率。在不良照明条件下，作业者需反复努力辨认生产对象及生产过程，易造成视觉疲劳，工作效率降低。

（三）照明与安全

作业的安全性与照明有很大的关系。事故原因虽然是多方面的，不良照明是其主要原因之一。

三、不良照明的预防措施

深入生产现场调查研究，评价现有照明条件，分析原因，针对性地采取预防措施，逐步对生产环境的照明条件加以改进。

（一）积极提高照度水平，保证作业环境适宜的照度

随着工作精细程度的提高，工作面上所要求的照度也随之增加，要严格按标准提供照明。提高照度水平是改善照明的关键，主要从以下几个方面采取措施。

1. 选用合适的照明器

照明器在改变光色、配光、限制眩光和对环境的装饰美化、创造气氛方面发挥重要作用。

2. 定期维护

目的是防止灯的老化和去除照明设备上聚集的灰尘，选择易于维护的灯和照明系统。定期清拭车间玻璃窗、清扫地面、粉刷墙壁。

3. 合理配置光源、增加灯具数量

采用人工照明时，光源应该是颜色好、价廉和方便，采用耗电小和发光强的灯具，荧光灯比白炽灯发光强，且耗电小，应该多使用荧光灯。对同一类型的灯来说，大功率灯比小功率灯的效率高，长的荧光灯较短的荧光灯有效。增加灯具数量从两方面着手：一是增加灯盏数量；二是加大灯泡的功率，改进照度水平。

（二）提高照明的质量，防止炫目、频闪效应

好的照明条件除了适宜的照度外，还包括光源及其方向、照度均匀度、光的颜色、物体与背景的对比度、有无炫目等。

1. 充分利用自然光

日光是最好的光源，最适宜于人的视觉功能，作业环境利用日光有助于改善光线的分布，减弱或消除阴影。为了利用日光，要注意做到以下几点：擦净窗户，增加玻璃的透光度；将窗户设于较高的位置或扩大窗户的面积；工作地点，尽可能选择有日光的地方；在车间天花板上安装天窗。

2. 限制炫目

主要防止措施是限制光源的亮度，用半透明材料减少光源亮度或遮住直射光线；灯具有适度悬挂高度与必要的保护角（最好为 45°）；适当提高环境亮度，减少亮度对比。

3. 采取措施对生产性照明进行光学控制

常用的方法有：

（1）遮挡：将灯安装在有开口的不透明罩内，遮挡控制光线输出，提高局部照明效果。

（2）反射：反射表面选择的范围非常宽，可用具有无光泽涂层的反射表面，也可用具有高反光的或镜子般涂层的反射表面，这种方法比遮挡法更有效。

（3）折射：应用玻璃或塑料等棱镜材料将光线"弯曲"，使其折射向所需的方向，特别适合于室内一般照明，具有控制眩光的作用，又具有较高的效率。

在多数情况下，一个照明系统需要综合使用以上几种方法。

（三）合理进行照明设计

在新建、扩建厂房的设计过程中，应考虑到照明的设计，才能从根本上保证合理的照明。首先充分了解生产工艺和工人活动的特点与要求，参照已建厂房的调查情况与效果，结合当前经济和电力供应情况，以《建筑采光设计标准》和《工业企业照明设计标准》为依据，充分讨论研究，提出合理的照明设施方案。在人工照明设计时，要考虑到以下因素：作业区要求的照度、作业或观察对象的大小与反射率、视野内亮度的分布、作业或观察对象与周围环境亮度对比、个体特征（如年龄）等，使设计方案更趋合理。

（四）合理使用色彩

在生产场所营造适宜的色彩环境，对天花板、地板、墙壁、过道、工作台等进行适当的色彩装饰，使劳动者感到舒适、安全、愉快、精力集中、精神振奋。用色彩调节生产现场的照明，天花板和墙壁选用白色，墙围选淡绿色或中青色，地板选中灰色。选择适当的色彩对比，可适当提高对细小零件的分辨力，色彩对比不宜过大，否则可造成视觉疲劳提早出现，应消除视野内造成晃眼和易引起视觉紧张的色彩，减轻视觉疲劳。

（五）更新照明理念，推广健康照明

健康照明是一种有利于人类、环境和社会健康发展的照明，要求做到照明技术与艺术的统一，满足生理和心理健康的需求，不仅要考虑这些问题，还要处理好紫外辐射、光谱组成、色温、光色等对人的生理和心理的作用。

第六节　电离辐射对人体的危害

人们对电离辐射进行开发利用，主要应用在工业、科学研究、通信、军事、

医疗卫生、核燃料循环等行业。电离辐射的应用，带给人类巨大利益的同时，也危及人类健康。

一、电离辐射作业场所中的有害物质

电离辐射场所中的有害物质，主要有引起物质电离的 α 粒子、β 粒子、X 射线、γ 射线、电子、中子和带电重离子，还有一些有害气体，如氧气、氮气所产生的臭氧、氮氧化物等，这些气体是空气和电离物质相互作用产生的，发生电离后的有害物质对人体的危害更大。

二、电离辐射对人体的危害

1. 对神经系统的影响

大剂量接触电离辐射的急性作用可引起成年机体中枢神经系统功能和结构的明显变化，产生辐射损伤的突出的临床症状。电离辐射对正在发育的中枢神经系统的神经元、神经胶质细胞和神经干细胞都有影响，中枢神经系统组织受到照射后出现一些副作用，如智力损伤、精神错乱、记忆丧失、运动失调等。长期受小剂量照射的工作人员常出现神经衰弱样症状，如疲乏无力、睡眠障碍、头晕头痛、记忆力减退、脱发等。

2. 放射性皮肤损伤

X 射线、γ 射线穿透能力强，除皮肤外，皮下组织，甚至骨骼也受损，有时产生溃疡，长期不愈。放射性皮肤损伤，可分为急性放射性皮肤损伤和慢性放射性皮肤损伤。

（1）急性放射性皮肤损伤：分为 4 期，即初期反应期、潜伏期、基本反应期及恢复期。① 初期反应期：患者的皮肤、黏膜发现皮肤粗糙、毛囊丘疹、红斑等改变。② 潜伏期：Ⅰ°皮肤损伤 10 ~ 65 天，平均 28 天；Ⅱ°皮肤损伤 8 ~ 34 天，平均 21 天。③ 基本反应期：初期皮肤有胀感、瘙痒，后皮肤粗糙，或出现散在毛囊丘疹；或初期为斑点、红斑，逐渐扩大、融合，色泽加深呈暗紫色，压之不褪色。红斑后 7 ~ 16 天出现水疱，破溃后局部糜烂或形成溃疡。④ 恢复期：进入恢复期，Ⅰ°皮肤损伤开始脱屑，色素沉着；浅Ⅱ°疮面脱痂后，色素沉着。深Ⅱ°愈合后色素脱失，形成花斑状。

（2）慢性放射性皮肤损伤：按临床表现分为慢性放射性皮炎、慢性放射性溃疡、硬结性水肿及放射性皮肤癌 4 种类型，以放射性皮炎最为常见。皮肤损伤表现为手背部皮肤干燥、粗糙、皮肤皲裂、角化过度、弹性差、甲纵脊，重者皮肤表面有疣状突起物。

3. 眼睛晶状体损伤

辐射对晶状体造成损伤，出现浑浊，影响有累积效应和远期效应，超过阈剂量的电离辐射对晶状体造成损伤，形成白内障。不同射线对晶状体的损害程度不同，且在现实工作中常受到混合性射线损害，其对人体的影响更复杂。

4. 心电图改变

对长期从事放射性工作的人员进行健康监测，发现有心电图异常的改变，如窦性心动过缓、窦性心律不齐、不完全性右束支传导阻滞。

5. 外周血象异常

人体接触大剂量照射，造血系统受到较严重的损害，临床表现为白细胞数量减少和再生障碍，感染性出血，骨髓纤维化。长期低剂量电离辐射导致放射工作人员白细胞减少，淋巴细胞比例相对增多，血小板和血红蛋白下降；白细胞、血小板和血红蛋白平均值在正常范围内，但变异度明显升高。

6. 细胞遗传学损伤

外周血淋巴细胞染色体畸变率是辐射效应的一个灵敏指标，染色体畸变主要包括染色体结构和数目的异常。大剂量的电离辐射对卵细胞和精细胞的形态、功能均会造成损伤。

7. 诱发恶性肿瘤

电离辐射能诱发所有种系哺乳动物各器官、组织产生肿瘤。电离辐射的远期效应能引起白血病、乳腺癌。但近年来应用电离辐射治疗各种疾病，甚至有研究发现电离辐射能够抑制肿瘤细胞。

三、电离辐射的预防

制定新的电离辐射接触标准、合理的工作制度，完善辐射防护措施，把多种有害因素的暴露水平降到可以合理达到的最低水平，提高工作者的健康状况，是一项长期而艰巨的任务。

第七节　非电离辐射对人体的危害

电磁辐射波谱中波长大于 100 nm，能量小于 12.4 eV 的电磁波不足以引起物质电离，称为非电离辐射。非电离辐射波长范围由小到大，包括紫外线、可见光、红外线、激光和射频辐射。

一、紫外线

（一）紫外线的生物学效应

紫外线按其生物学作用可分为三类：

（1）波长 315～400 nm 的紫外线 A（UV-A），其生物学作用较弱，主要会使皮肤晒黑并形成皱纹，大量照射可引起日光性皮炎、眼炎。

（2）波长 280～315 nm 的紫外线 B（UV-B），有较强的皮肤效应和抗佝偻病作用，大剂量照射会引起皮炎，使皮肤老化，形成皱纹和老年斑，并可诱发白内障和皮肤癌。

（3）波长 200～280 nm 的紫外线 C（UV-C），其生物学作用较为强烈，能杀灭一般的细菌和病毒，在生物实验和医学中用来消毒。

太阳辐射中的 UV-C 和大部分 UV-B 被臭氧层吸收，到达地面的紫外线波长多为大于 290 nm 的 UV-A，而人工紫外线辐射源产生的紫外线波长大多小于 290 nm。UV-C（波长 200～280 nm）对皮肤和眼睛一般不会产生严重的损伤，但 UV-B（波长 280～315 nm）对机体产生明显的损害。

（二）对人体的影响

适当照射紫外线对健康有积极作用，能预防和治疗佝偻病、提高人体免疫力、增强新陈代谢、促进伤口愈合；但过强的紫外线会伤害机体，皮肤组织吸收过量紫外线引起红斑、水疱或水肿，严重时伴头痛、疲倦等全身症状。

1. 紫外线对皮肤的作用

不同波长的紫外线被不同深度的皮肤组织所吸收，波长小于 220 nm 的紫外线，几乎被角化层吸收。波长 297 nm 的紫外线，对皮肤作用最强，引起红斑反应。

2. 紫外线对眼睛的作用

紫外线会损伤角膜和眼晶状体，引起白内障、眼球晶状体变形。紫外线的波长在 250～320 nm 时，引起急性角膜结膜炎，由电弧光引起的急性角膜、结膜炎称"电光性眼炎"，多见于电焊辅助工，临床表现为两眼突发烧灼感和剧痛，伴畏光、流泪、眼睑痉挛，眼睑及面部皮肤潮红和灼痛感，头痛，眼裂部结膜充血，水肿。在阳光照射的冰雪环境作业时，受到大量反射的紫外线照射，引起急性角膜、结膜损伤称"雪盲症"。一般在受照后 6～8 小时发病，潜伏期的长短取决于光照剂量，最短潜伏期 30 分钟左右，最长不超过 24 小时。

3. 紫外线对免疫系统的作用

长期暴露于强紫外线的照射下，导致细胞内的 DNA 改变，人体免疫系统的功能降低，人体抵抗疾病的能力下降，大量疾病的发病率和严重程度增加，尤其是麻疹、水痘、疱疹等病毒性疾病，通过皮肤传染的寄生虫病，肺结核和麻风病等细菌感染以及真菌感染疾病等。

二、红外线

（一）红外线的生物学效应

太阳光谱上红外线的波长大于可见光，波长为 0.75～1 000 μm。红外线分为三部分，即近红外线，波长为 0.75～1.50 μm 之间；中红外线，波长为 1.50～6.0 μm 之间；远红外线，波长为 6.0～1 000 μm 之间。

红外线特别是远红外线被广泛运用在医疗保健中，与日常生活有关的各种红外线产品也大量出现。红外线对机体的作用是热效应，作用强弱与其波长有关。红外线照射皮肤时 98% 以上被吸收，表层皮肤吸收长波红外线，深层皮肤吸收短波红外线，使血液及较深部组织升温。适量照射红外线有益于人体健康，较大强度的红外线使皮肤温度升高到 45 ℃ 以上引起灼伤。红外线照射眼睛会损害视力，大剂量红外线可破坏角膜细胞，长期接触短波红外线还会引起白内障，所以不要直接观看太阳等强光源，生产操作中也应佩戴防护装置。

（二）红外线对健康的影响

热辐射又称红外辐射，特别是在钢铁冶炼、钢热轧，是典型的红外热辐射接触作业。波长 0.8～1.2 μm 的短波红外线透过角膜进入眼球，房水、虹膜、晶状体和玻璃体液吸收一部分红外线导致白内障，称为"红外线白内障"，见于玻璃工、钢铁冶炼工人。

红外线通过热辐射效应使皮肤温度升高，毛细血管扩张充血，增加表皮水分蒸发等直接对皮肤造成不良影响。表现为红色丘疹、皮肤过早衰老和色素代谢紊乱。红外线还能增强紫外线对皮肤的损害作用，加速皮肤衰老过程。红外线也能促进紫外线引起的皮肤癌的发展。

三、射频辐射

射频辐射是指频率在 100 kHz ~ 300 GHz，波长在 1 mm ~ 3 km 范围的电磁辐射，包括高频电磁场和微波。初期多用于无线电广播中，也称无线电波。在电磁辐射中为能量最小、波长最长的频段。

1. 热效应

当热效应引起的体温上升超过组织的调温能力，受照射组织内吸收的能量大于生物体的新陈代谢能力，使组织的传热能力产生混乱，最后导致组织破坏和死亡。

2. 非致热效应

非致热效应是指吸收电磁辐射能后，组织或系统产生的与直接热作用没有关系的变化，在不引起生物体组织温度升高的状态下产生的生物效应，如内分泌、中枢神经系统、免疫和生殖功能的改变。

四、激　光

（一）激光的生物学效应

1. 光效应

激光的光效应是指组织吸收激光能量后产生光化学反应、光电效应、继发辐射，影响组织的结构和功能。无论正常细胞还是肿瘤细胞，在细胞质和细胞间有许多黑色素颗粒，它们吸收激光能量，使能量在色素颗粒上积聚成为一个热源，其能量向周围传导和扩散，引起周围组织细胞损伤。

2. 热效应

激光的热效应是指激光的光能在一定条件下转变为生物体分子的热能，使受照射的组织温度升高。红外波段的激光热效应尤为强烈，在几毫秒的瞬间使照射区域组织升温数百摄氏度，破坏该区域的 DNA、蛋白质等分子。生物组织吸收激光辐射后，温度升高，当组织中温度超过 45 ℃，持续时间超过 1 分钟时，会引起细胞蛋白质变性，使细胞损伤。

3. 电磁场效应

强电磁场电离组织中的分子和原子，产生自由基，破坏细胞结构。强电磁场与生物分子的直接作用会产生激发、振动、热和自由基等效应，从而引起组织损伤。

4. 压力效应

激光的压力效应是指激光辐射到物体上时对物体产生的辐射压力。在光压作用下，组织表面和内部形成压力差，如果激光束达到使组织表面粒子蒸发的能量，蒸发粒子喷出时会产生与其运动方向相反的冲击波，可使组织进一步逐层蒸发喷出粒子，最后形成火山口状的凹陷，冲击波在组织中以超声速运动，在组织中产生空穴现象，引起组织破坏。

（二）对人体的影响

1. 对眼睛的损害

近红外到紫外波段的激光束能在视网膜上聚焦形成非常小的光斑，灼伤视网膜，导致黑影、眩光等视力损伤，严重时可致失明；远红外激光易被角膜吸收，灼伤角膜，进入眼睛的光辐射大部分被上皮色素细胞与脉络膜等吸收并最终转换为热能，引起晶状体浑浊与视网膜烧伤。激光直接照射引起眼的急性损伤，慢性照射也可导致眼损伤，长期从事激光作业的人员，出现眼睛干涩、易疲劳、疼痛、视力下降、视物模糊、飞蚊症等症状。

2. 皮肤损伤

对裸露皮肤损伤的危害表现为热凝集性坏死。250～320 nm 的紫外激光可使皮肤产生光敏作用。遭受大功率激光辐射时，能透过皮肤使人体的深部器官受损。

3. 神经系统影响

激光照射生物体，通过神经反射引起神经系统一系列的功能性和器质性改变。长期从事激光作业的人员，大多数都出现不同程度的头昏、耳鸣、心悸、恶心、失眠多梦、易疲劳、精力不集中、食欲下降、腰酸腿胀、烦躁或抑郁、记忆力减退等症状。体检可见血管反应不稳定、多汗、血压波动、肌腱和骨膜反射增强等。

4. 心血管系统影响

长期接触激光对心功能有影响,作心功能测量，发现左室射血前期指数值（PEPI）、左室射血前期/左室射血时间（PEP/LVET）比值、等容张期（IRT）显著延长明显增加，二尖瓣曲线 EF 斜率（EFV）显著降低。

对激光作业人员的血脂检查结果显示，高密度脂蛋白胆固醇（HDL-c）、甘油三酯（TC）、高密度脂蛋白胆固醇/甘油三酯（HDL-c/TC）、总胆固醇（TG）和 β-脂蛋白的异常率增加，激光作业者患冠心病的危险性增加。

第五章　生物因素的职业危害及其预防

第一节　概　述

　　生物性有害因素指生产原料和生产环境中存在的对职业人群健康有害的致病微生物、寄生虫、昆虫和其他动植物及其所产生的生物活性物质。例如，附着于动物皮毛上的炭疽芽孢杆菌、布鲁司杆菌、蜱媒森林脑炎病毒、支原体、衣原体、钩端螺旋体，孳生于霉变蔗渣和草尘上的真菌或真菌孢子之类致病微生物及其毒性产物；某些动物、植物产生的刺激性、毒性或变态反应性生物活性物质，如鳞片、粉末、毛发、粪便、毒性分泌物，酶或蛋白质和花粉等；禽畜血吸虫尾蚴、钩蚴、蚕丝、蚕蛹、蚕茧、桑毛虫、松毛虫等，种类繁多。它们对职业人群健康的损害，除引起法定职业性传染病，如炭疽、布鲁司杆菌病、森林脑炎外，也是构成职业性哮喘、外源性过敏性肺泡炎和职业性皮肤病等法定职业病的致病因素之一。除此之外，鼠疫、口蹄疫、鸟疫、挤奶工结节、牧民狂犬病、钩端螺旋体病、寄生虫病（如牧民包囊虫病、绦虫病、矿工钩虫病）等也都为生物性有害因素所致。尤其是近年流行的传染性非典型肺炎（非典）、人类禽流感和猪链球菌病等新的传染性疾病对禽、畜类相关职业人群和医务工作者的健康造成了较大影响。

　　医务人员工作有关疾病的统计资料发现，因生物因素所致疾病占 33.5%。医务人员因工作关系密切接触肝炎病毒、冠状病毒、结核杆菌、禽流感病毒等病原体的机会较多，因此，医务人员中病毒性肝炎、肺结核、非典和人类禽流感等的检出率较高。据国外介绍，乙型肝炎在医院工作人员中的发病率比普通居民高 3~6 倍。2003 年非典流行期间，我国某地 336 例非典的职业分布：医务人员 71 例（21.3%），居首位，其次为干部和职员 50 例（14.88%），学生 47 例（13.99%），学生中 7 例为医院实习生。据不完全统计，我国目前约有 600 万活动性肺结核患者，数十万艾滋病病毒感染者，在未被检出前，对接触者的健康威胁很大，尤其医护人员，更需注意防止感染。

　　由于工农业科学技术的进步和经济体制改革的深入，畜牧业、养殖业、食品加工业、酿造业以及第三产业将有更大发展，职业性和非职业性接触生物性有害因素的机会越来越多，接触人数将进一步增加。生物基因工程技术的发展在为人类创造巨大财富的同时，基因重组和基因突变有产生新的生物致病原的潜在危害。基因产品对人类安全性问题也是值得关注的。因此，生物性有害因素对职业人群的健康损害不容忽视。

第二节　炭　疽

炭疽是由炭疽芽孢杆菌引起的一种人与动物共患传染病，是《中华人民共和国传染病防治法》规定的乙类传染病，其中肺炭疽按照甲类传染病管理。人间炭疽病例以皮肤炭疽最为常见，多为散发病例，肺炭疽及肠炭疽病死率高。牛、羊等食草动物为主要传染源，人类主要通过接触炭疽病畜毛皮和食肉而感染，也可以通过吸入含有炭疽芽孢的粉尘或气溶胶而感染。我国自然疫源地分布广泛，新中国成立初期炭疽病发病率较高，为 0.576/10 万（20 世纪 50 年代）；随后在国家"预防为主"卫生工作方针指导下，加强了对炭疽病的防治研究和管理，采取了一系列有效防治措施，使我国炭疽发病率逐年下降。近年全国每年发病人数在 300～1 000 人之间（发病率 0.023/10 万～0.077/10 万）。劳动者在生产劳动及各种职业活动中，因接触患炭疽的牲畜或被炭疽芽孢杆菌污染的皮、毛、肉等而发生的炭疽称为职业性炭疽，是国家法定职业病。

一、病因及发病机制

炭疽芽孢杆菌，简称为炭疽杆菌，为革兰染色阳性，呈竹节状的粗大杆菌，有荚膜，无鞭毛。炭疽芽孢杆菌以繁殖体和芽孢体两种形式存在于自然界。繁殖体存在于人、畜体内，芽孢体则是在体外干、热等不良环境中形成的休眠体。炭疽芽孢杆菌在人和动物体内或含有血清的培养基上有荚膜形成。荚膜由 D-谷氨酸多肽组成，与细菌的毒力有关。炭疽芽孢杆菌在人工培养基或外界环境中易形成芽孢。芽孢自内至外依次由核心、内膜、芽孢壁、皮质层、外膜和芽孢壳等 6 层结构共同将芽孢核心层层包裹成坚实的球形体，它对外界环境具有极强的抵抗力。在自然条件下能存活数十年，在清水或粪尿、腐败的血液和泥土中均能长期生存，芽孢在皮、毛制品中可存活 90 年。因此，炭疽芽孢一旦形成则极难清除。但煮沸 10～15 分钟、110 ℃ 高压蒸汽 5～10 分钟、10% 甲醛 15 分钟可将芽孢杀灭。芽孢对碘敏感，在 1∶2 500 碘液中 10 分钟即可被杀灭。新配制的 20% 石灰乳、20% 含氯石灰浸泡 48 小时也可将芽孢杀灭。本菌的繁殖体抵抗力弱，60 ℃加热 30 分钟或一般消毒剂有较好杀灭效果。

炭疽芽孢杆菌含有荚膜抗原、菌体抗原、保护性抗原和芽孢抗原等多种抗原，其中保护性抗原为一种蛋白质，有很强的免疫原性，注射至动物体内可产生免疫力。炭疽芽孢杆菌的主要致病物质是其荚膜和外毒素。荚膜能抵抗吞噬细胞的吞噬作用，有利于该菌在机体内的生存、繁殖和扩散。因此，有荚膜形成的炭疽芽孢杆菌致病性较强。炭疽芽孢杆菌繁殖体分泌的炭疽外毒素是由水肿因子（EF）、保护性抗原（PA）和致死因子（LF）组成的复合体，具有强毒性。炭疽外毒素主要损害微血管内皮细胞，增强血管壁的通透性，减小有效血容量和微循环灌注量，增高血液黏滞度，从而可导致弥散性血管内凝血（DIC）和感染性休克。

最近研究发现，在致病性炭疽芽孢杆菌细胞内并存有 pX01 和 pX02 两种质粒，它们编码细菌的荚膜和外毒素等主要致病因子，其作用是调节荚膜和外毒素的合成。

二、流行病学

动物炭疽流行全球，多见于牧区，呈地方性流行。由于畜牧业及毛皮加工工业的发展，炭疽暴发亦见于城市。20 世纪 60 年代，我国建立了严格的皮毛检疫制度，加强了消毒措施，对易感人群实施疫苗接种等，目前我国工业型炭疽已大大减少，但农业型炭疽仍有流行。近年来发病率逐年下降，2010 年卫生部报告全国共发生 298 例炭疽；比上一年减少了 17.8%，死亡 6 人。西部 10 个监测省区的发病人数约占全国发病总人数的 90%，属高发地区。炭疽病全年均有发病，7～9 月为流行高峰。

1. 传染源

炭疽芽孢杆菌最易感染绵羊、牛、马、山羊等食草动物，其传染源主要是病人、病畜及其尸体和携带炭疽芽孢杆菌的食草动物。

2. 传播途径

炭疽芽孢杆菌可经皮肤、呼吸道和消化道三种途径进入人体，职业性炭疽是劳动者在职业活动过程中直接接触病畜或其产品，病菌主要通过破损的皮肤和呼吸道侵入人体而发病。① 劳动者在职业活动中由于个体防护不周，擦破皮肤或瘙痒抓伤皮肤而引起感染。病菌毒力强，可直接侵袭完整暴露的皮肤，皮肤炭疽最容易发生的区域是手臂、面部等。② 在工作中拣、翻、整理或捆扎干皮张等操作可产生含炭疽芽孢杆菌的粉尘、飞沫等气溶胶，在缺乏除尘设备或通风不良的情况下，吸入带有炭疽芽孢杆菌气溶胶的空气而感染，主要可造成肺炭疽。③ 经口摄入被炭疽芽孢杆菌污染的食物（病畜肉类、奶类等）和饮水等也可感染炭疽；此外，使用未消毒的毛刷或被带菌昆虫叮咬偶可致病。

3. 易感人群

人群对本病普遍易感。农牧民、猎人、食草类家畜和野生动物饲养管理人员、屠宰及皮毛加工人员、兽医及畜牧产品检疫人员等接触机会较多，其发病率也较高。人患炭疽病后免疫力一般不超过 1 年。

三、临床表现

潜伏期 1 ~ 5 天，短至 12 小时，长至 18 天不等。可分为五种类型：

1. 皮肤型

最常见，约占炭疽病例的 95%。病变多见于面、颈、肩、手和脚等裸露部位皮肤。其一般发病过程：起初皮肤出现丘疹或斑疹。第 2 天形成水疱，周围组织水肿。至第 3 ~ 4 天，病灶中心出血坏死，周围可见成群小水泡，水肿范围不断扩展。第 5 ~ 7 天，坏死灶形成小溃疡，血性分泌物干涸结成黑痂，痂下有肉芽组织形成。黑痂坏死区直径 1 ~ 6 cm 不等，水肿区直径则可达 5 ~ 20 cm。皮肤炭疽最显著的特点是病灶坚实、无明显疼痛、不化脓。大约在水肿消退后 1 ~ 2 周内，黑痂自行脱落，再经 1 ~ 2 周愈合形成瘢痕。起病 1 ~ 2 天后体温升高，伴有头痛、局部淋巴结及脾肿大。少数病例眼睑、颈、大腿等组织较疏松的部位可出现大面积水肿而无黑痂形成（即恶性水肿型）。患处透明而坚韧，水肿迅速向周围组织扩展，全身毒血症明显，病情危重，治疗不及时可因循环衰竭而死亡。

2. 肺　型

吸入炭疽芽孢杆菌芽孢所致，多为原发性，也可继发于皮肤炭疽。经 2 ~ 4 天低热、干咳、身痛、乏力等类流感症状后，症状加重，突起寒颤、高热、气急、呼吸困难、咯血样痰、胸痛。体检可见喘鸣、发绀或颈、胸部皮下水肿、肺内散在湿哕音或胸膜炎体征。胸部 X 射线检查可见纵隔增宽、胸腔积液形成或肺炎改变。

3. 肠　型

潜伏期 12 ~ 18 天不等。又分急性胃肠炎型和急腹症型。前者表现为剧烈呕吐、腹痛、水样腹泻，数日内治愈，预后较好。后者起病急骤，持续性呕吐、腹痛，伴有血水样腹泻和严重的毒血症状。腹部有压痛或呈腹膜炎体征。救治不及时，往往因并发败血症于数天内死亡。

4. 脑膜炎型

大多继发于伴有败血症的各型炭疽，偶可原发。临床表现与其他原因所致的急性化脓性脑膜炎类似，但脑脊液常呈血性，涂片易找到竹节状大杆菌。

5. 败血型

多继发于肺型、肠型，皮肤型较少并发败血症。临床表现为原发型炭疽症状体征，伴有高热、头痛、出血、呕吐、血症、感染性休克或 DIC 等。

四、诊　断

职业性炭疽参照我国卫生行业标准《炭疽诊断标准》（WS283—2008），主要依据职业接触史、临床表现、职业流行病学调查资料以及病原学和特殊实验室检查结果，综合分析，排除其他原因所致类似疾病方可确诊。标准中炭疽的诊断可分为疑似炭疽、临床炭疽和确定炭疽。确定炭疽有赖从病灶分泌物、痰液、脑脊液、呕吐物或粪便等标本中细菌分离培养获炭疽芽孢杆菌或血清抗炭疽特异性抗体滴度出现 4 倍或 4 倍以上升高。

五、防治原则

1. 隔离治疗、控制传染源

原则上炭疽病人从疑似诊断时起，即在诊断地点或家中就地隔离治疗，避免远距离转移病人。隔离治疗时间应至痂皮脱落或症状消失，分泌物及排泄物每隔 5 日培养一次，连续两次阴性为止。从作出疑似炭疽的诊断开始就应当按照炭疽进行治疗，治疗开始时首先应采集标本，以备确定诊断。治疗基本原则是早期抗生素治疗，同时采取以抗休克、抗 DIC 为主的疗法。治疗药物首选青霉素，成人一般剂量为每天 160 万～320 万单位，分 2～4 次肌内注射或静滴，疗程 5～7 天。肺炭疽、败血症型炭疽或脑膜炎型炭疽病人，剂量增至每日 1 000 万单位以上，静脉滴注。不能使用青霉素的病人，或出现耐青霉素菌株，首先考虑采用氯霉素或大环内酯类抗生素，然后根据抗生素敏感试验的结果，选取有效抗生素进行治疗。值得注意的是：抗生素只能杀死人体组织内的部分热孢子和细菌，不能消除孢子和细菌在体内产生的大量毒素。毒血症严重者可肌内注射或静注抗炭疽血清，或静滴氢化可的松。皮肤型炭疽患部可用 1∶2 000 高锰酸钾液冲洗，涂以无刺激性抗生素软膏、5% 磺胺软膏，切忌挤压或切开病灶，以免病灶扩散。

2. 确定感染来源，切断传播途径

病人被确诊患炭疽后，应尽力确定其感染来源，并加以适当的处理，以避免继续发生感染。其步骤和方法是：① 接诊疑似炭疽的病人时，须尽可能地询问其发病前的接触史，从而发现可疑的感染来源；② 对可疑的感染来源应采样进行细菌学检验，以确定是否确为炭疽芽孢杆菌污染。在动物组织标本中，镜检发现炭疽芽孢杆菌或在各种来源的标本中分离培养获得炭疽芽孢杆菌，可以确定为感染的来源。对已确定的感染来源应做及时处理，切断传播途径。

（1）处死或隔离治疗病畜；严禁销售病畜肉、乳品和皮毛。

（2）炭疽病人和牲畜的排出物宜使用新配制的含氯消毒剂乳液消毒，可使用二倍量的 20% 含氯石灰，或 6% 次氯酸钙（漂粉精）与排出物混合，作用 12 小时后再行处理。

（3）污染物体的坚固表面，如墙面、地面、家具等，可用氯消毒剂如 5% ~ 10% 二氯异氰尿酸钠（优氯净），或氧化剂如 2% 过氧乙酸（每平方米表面 8 mL）喷雾或擦洗消毒。

（4）污染毛皮、衣物或纺织品消毒：低价值的污染物品应尽可能焚毁，可耐高压消毒的可用高压灭菌器灭菌，无法用高压处理的，可装入密闭的塑料袋内，每立方米加入 509 环氧乙烷消毒。

（5）污染水体消毒　被炭疽芽孢污染的水源应停止使用。常使用氯消毒剂（有效氯浓度达 200 mg/L）消毒，经检测不再存在炭疽芽孢杆菌后方可恢复使用。

（6）病房终末消毒：病人出院或死亡，病房应以甲醛熏蒸处理。紧闭门窗后，按 0.8 kg/m³ 甲醛加热蒸发，次日经通风处理后才能恢复使用。

消毒效果必须通过取样进行细菌分离培养确定，连续三次取样，不能检出具有完整毒力的炭疽芽孢杆菌时，方可认为已消除了炭疽芽孢杆菌的污染。

3. 保护易感者高危人群

接种无毒活菌苗。对在污染地区内或其周围活动的所有牲畜实施免疫接种，每年早春进行一次。

第三节　布鲁司杆菌病

布鲁司杆菌病，是布鲁司杆菌所致的一种人畜共患的急性传染病（乙类），也是我国法定职业病之一。

一、病因及发病机制

布鲁司杆菌属革兰阴性短小杆菌，无鞭毛，不形成芽孢，但光滑型菌株有荚膜。因同一菌种可在不同宿主体内繁殖，发生遗传变异较多，因而其生物型可分为6个种19个生物型：羊种（3个型）、牛种（8个型）、猪种（5个型）、森林鼠种、绵羊附睾种和犬种各1个型。其中以羊种布鲁司杆菌致病力最强，猪种其次，牛种最弱，其余各种对人的危害性不大。

该菌在自然条件下易于繁殖生长，37 ℃，pH 6.6 ~ 7.4 生长最佳。在土壤、皮毛和乳制品中可生存数周至数月。但对日光、热、常用消毒剂很敏感。直射日光 10 ~ 20 分钟，湿热 60 ℃ 10 ~ 20 分钟，一般浓度的甲酚皂（来苏儿）和苯酚（石炭酸）溶液消毒数分钟即可杀灭。

布鲁司杆菌有荚膜，可产生透明质酸酶和过氧化氢酶，侵袭力强，能通过完整皮肤和黏膜进入宿主体内。本菌产生内毒素，是布鲁司杆菌的重要致病物质。因荚膜能抵抗吞噬细胞裂解，内毒素可毒害吞噬细胞，因而本菌能在宿主细胞内增殖成为胞内寄生菌，并经淋巴管到达局部淋巴结生长繁殖形成感染灶。当布鲁司杆菌在淋巴结中繁殖达到一定数量后即可突破淋巴结屏障侵入血液，引起发热等菌血症表现。布鲁司杆菌可随血液侵入肝、脾、骨髓、淋巴结等组织器官生长繁殖，并形成新的感染灶。当血液中的布鲁司杆菌逐渐消失，体温逐渐正常后，新感染灶内的细菌再次侵入血液，体温再次升高。因细菌间断释放入血，反复引发菌血症，临床表现为不规则性波状热型，故布鲁司杆菌病也称为波浪热。

二、流行病学

布鲁司杆菌病流行于世界许多国家和地区。1981 年有布鲁司杆菌病的国家和地区有 160 个，然而 20 世纪 80 年代后期，布鲁司杆菌病在世界部分地区回升明显，世界 170 个国家和地区存在人畜间流行，约占世界 1/5 ~ 1/6 的人受布鲁司杆菌病的威胁，全世界布鲁司杆菌病患现有 500 万 ~ 600 万人，年新发患者数为 50 万。在我国也波及 28 个省、自治区和直辖市。布鲁司杆菌病全年均可发病，有明显的季节性，发病高峰期为春夏两季。其原因可能与家畜的繁殖、授乳及接触病畜的机会等有关。病畜是本病的主要传染源，我国以羊为主，牛次之。人和其他家畜及野生动物虽可受感染，但作为传染源无重要意义。病畜流产或死胎以及羊水、胎盘、产后阴道分泌物中含大量布鲁司杆菌，极易经皮肤感染本病。

含菌污物污染皮毛、土壤及水源，可间接感染人畜。食入病畜肉、乳，吸入含菌气溶胶均可传播本病。接触污染源的主要人群为从事畜牧业工作人员，如挤奶工、屠宰工、肉品加工人员、兽医、畜牧化验人员、饲养员等。

三、临床表现

布鲁司杆菌病的临床症状多种多样，病情轻重的差别也很大。本病可侵犯各种组织器官，病程可分为急性期、亚急性期和慢性期。

（1）急性期、亚急性期潜伏期 10 天左右，短至 1 周，长达半年。主要表现为发热、多汗和关节肌肉疼痛。发热是最常见的临床表现，95% 以上患者表现为发热，热型不定，变化多样。发热常呈弛张热或波浪热（5%～20%），也可见不规则热或持续低热。多汗是本病的突出表现之一，热退时大汗淋漓，部分患者有盗汗，不发热时也大汗不止。关节疼痛较明显，70% 以上患者可有骨、关节疼痛。疼痛多发生于膝、髋、肩等大关节，初为游走性，有的疼痛十分剧烈，锥刺样或顽固性钝痛，一般镇痛剂不能缓解，以后疼痛固定在某些关节。大腿内侧、臀及臂部可出现痉挛性肌肉疼痛。20%～40% 男性患者可出现睾丸及附睾炎；女性患者可见卵巢炎、输卵管炎，可引发早产、流产等。心肌、血管、神经、呼吸等各器官系统损害也较常见。

（2）病程持续半年以上为慢性期。有继发于急性期者，也有起病即呈慢性者。可以是由于急性期不恰当治疗和局部病灶的持续感染而来，也可缺乏急性病史由无症状感染者或轻症者逐渐变为慢性。慢性期症状多不明显，也不典型，呈多样性表现。以疲乏、关节肌肉疼痛、低热、失眠、全身不适为主要表现，也可见慢性关节炎、神经炎及泌尿生殖系统等的慢性损害表现。

四、诊　断

依据我国《布鲁氏菌病诊断标准》（WS269—2007），临床分期分急性、亚急性和慢性期，病例可分为疑似病例、确诊病例和隐性感染。通过职业接触史、临床表现和实验室病原学和血清学检查可以作出诊断。有确切职业接触史，弛张热/波浪型发热、关节肌肉疼痛等临床表现，实验室细菌学及血清学检查结果阳性等综合分析，排除风湿热、伤寒、副伤寒、肺结核和风湿性关节炎等疾病后可确诊。慢性感染者和一些不典型病例诊断较为困难，获得细菌培养结果最为可靠，PCR 检测其 DNA 阳性有较高的辅助诊断价值。慢性期主要与骨、关节损害疾病及神经症等鉴别。

五、防治原则

（一）控制传染源

1. 隔离治疗

对疫区内接触家畜及畜产品的人员进行血清学及皮肤过敏试验，查明人群感染情况，凡确诊的病人均应进行系统治疗。急性期应住院隔离治疗至症状消失、血液培养阴性为止。急性期和慢性期均可使用四环素、链霉素、利福平等抗生素治疗。为提高疗效、防止耐药和复发，应以长疗程联合用药疗法为原则。例如，利福平 15 mg/kg·d 联合多西环素 100 mg，每天 2 次，疗程 6 周；链霉素联合多西环素或四环素，其疗效均较满意。严重中毒者则可短期应用肾上腺皮质激素。慢性期抗生素治疗仍有效，为提高疗效同时可静脉注射布鲁司杆菌菌苗。

2. 畜间检疫，宰杀病畜

用血清学方法对疫区内全部羊、牛和猪进行检疫，1 个月后复检一次。凡检出阳性的家畜均应立即屠宰或隔离饲养，至少在 1 年内停止向外调运牛、羊、猪。引进的家畜也应进行检疫，以防输入性布鲁司杆菌病发生。

（二）切断传播途径

被病畜及其排泄物、分泌物等污染的场地、用具、圈舍及尚未食用的奶制品均应进行消毒处理；严防含菌污水、粪便污染食物、水源；禁止销售及食用病畜肉、乳；疫区皮毛需要检疫合格方可出售。

（三）保护易感人群及家畜，增强免疫力

给疫区人群、畜群接种菌苗。经两次检疫呈阴性反应的家畜，以及疫区周

围村落受危害的畜群，应连续 3 年以畜用菌苗进行免疫，每年免疫覆盖率不应低于 90%。

（四）加强卫生宣传，提高自我预防保健意识

尤其牧民、饲养工、挤奶工、屠宰工、皮毛处理工等易感职业人群应加强个体防护，尽可能避免皮肤直接接触病畜及其污染物，严防赤手接羔助产；使用过的个体防护用品应严格消毒处理；与家畜或畜产品或布鲁司杆菌培养物有密切接触后，如出现持续数日发热（包括低热）、多汗、肌肉和关节酸疼等类似感冒症状者应及时就医。

由于我国多年来加强了防治工作，本病的发病率已很低，人群免疫力的提高又使其临床表现轻微而不典型，影响基层医务人员对本病的及时诊治，因此，医务人员应加强自身的学习，不断更新相关防治理论和技术，避免误诊误治。

第四节　职业性森林脑炎

森林脑炎，又名蜱传脑炎（TBE），其病原体为森林脑炎病毒，从事职业活动中，因被蜱叮咬而感染的森林脑炎，

一、病因及发病机制

森林脑炎病毒是一类小型嗜神经病毒，具有单股 RNA 结构，内有蛋白壳体，外周为类网状脂蛋白包膜。其形态结构、培养特性及抵抗力均类似乙脑病毒。该病毒耐低温，在 0 °C 50% 的甘油中可存活 1 年；而在牛乳中加热至 50 ~ 60 °C，20 分钟可以灭活，100 °C，2 分钟可被杀死；在 5% 甲酚皂溶液中只需 1 分钟即被杀灭；对紫外线照射也很敏感。

森林脑炎病毒仅存在于自然疫源地。该病毒寄生于啮齿类动物如松鼠、野鼠及鸟类等的血液中，通过吸血、昆虫（蜱）媒介传染。其中蜱类既是森林脑炎病毒传播媒介，又是长期宿主。蜱类有全沟硬蜱、嗜群血蜱和森林革蜱等，其中以全沟硬蜱带毒率最高，是主要媒介。蜱叮咬感染的野生动物，吸血后病毒侵入蜱体内进一步增殖。在其生活周期的幼虫、稚虫、成虫及卵各个阶段都携带病毒，并可经卵传代，其中以唾液、卵巢及卵中病毒浓度最高。牛、马、狗、羊等家畜在疫区受蜱叮咬可感染本病毒而成为传染源。

本病毒致病性与乙脑病毒相同，主要侵犯中枢神经系统。其发病机制目前尚未完全弄清。

人被带病毒的蜱叮咬后，森林脑炎病毒侵入人体，是否发病，取决于侵入人体的病毒数量和人体的免疫功能状态。侵入的病毒量少且人体抵抗力较强，可形成隐性感染或临床表现轻微，出现不典型森林脑炎；侵入的病毒量多或人体免疫功能低下，则多引起中枢神经系统广泛性损害而出现典型森林脑炎。病毒侵入人体后，在局部淋巴结、脾、肝及其他单核-吞噬细胞系统中复制。复制的病毒不断释放入血液，引起病毒血症，可出现一般病毒血症症状。由于特异性抗体的形成，大多数患者呈阴性感染或表现为轻型的不典型病例。仅一小部分患者，病毒随血流侵入神经细胞，也可通过淋巴及神经途径抵达中枢神经系统而产生广泛性炎症性病变，临床上表现为脑炎症状。

居住在疫区的人，因受少量病毒隐性感染，可产生中和抗体，对病毒有免疫力。病愈后可产生持久而牢固性的免疫力。

二、流行病学

本病具有明显的地区性和季节性。主要高发区为前苏联远东地区。我国主要见于东北及西北地区，以黑龙江和吉林省为主，四川、河北、新疆、云南等地也有报告。主要发生于春、夏季，5 月上旬开始，6 月为流行高峰，7 月后逐渐下降，这与蜱的活动密切相关。

疫区内野生啮齿类动物是主要传染源，鸟类及牛、山羊、鹿等也为易感动物。患者作为传染源意义不大。本病主要经硬蜱吸血传播，病毒在蜱体内可繁殖传代，因此蜱既是传播媒介又是储存宿主。饮用含本病毒的乳品也可受染，人类普遍易感。在疫区从事林业、勘探、捕猎、采药等职业人群，以及进驻林区的部队人员、旅游者有机会感染森林脑炎病毒而发病。近年来，由于气候条件、人类活动等因素影响，我国森林脑炎流行呈现出了一定的新特性：林业工人所占比例下降，农民、学生、家务人员所占比例上升（20 世纪 90 年代初发病以林业职工为主，而 90 年代后期则以非林业职工人群为主）；新自然疫源地的发生，旧自然疫源地的重新暴发、流行。

三、临床表现

潜伏期 1~2 周，最短 1 天，最长 30 天以上。临床一般分为普通型、轻型和重型。普通型患者大多起病急，1~2 天内即达高峰，出现不同程度意识障碍，颈及肢体瘫痪和脑膜刺激征。轻型患者起病较缓慢，前驱期 3~4 天，有发热、头痛、全身酸痛等类感冒表现，随后出现中枢神经系统受损的症状和体征；重型患者突起高热或超高热、头痛、恶心、呕吐、意识障碍和脑膜激征，数小时内即可出现昏迷、抽搐等危象，常因呼吸衰竭而死亡。

　　发病特点：① 发热一般在 38 ℃ 以上，以稽留热型最多见，大多持续 5~10 天或以上。② 意识障碍、脑膜刺激征和瘫痪是神经系统损害的突出表现。半数以上患者存在意识障碍，表现为嗜睡、谵妄、昏睡乃至深度昏迷状态，体温下降后意识障碍逐渐恢复。脑膜刺激征出现最早、最常见，可持续 5~10 天，意识清醒后仍可查出。瘫痪多发生于颈部、肩胛及上肢肌肉，下肢肌和颜面肌瘫痪者较少。瘫痪呈弛缓型，多发生于起病 2~5 天内。经积极治疗，一般 2~3 周后可逐渐恢复。颈肌瘫痪出现的头无力、头部下垂和肩胛肌瘫痪出现的手臂呈摇摆无依状态，是森林脑炎的特异性症状。③ 脑脊液检查呈典型病毒性中枢神经感染性改变；血凝抑制抗体效价和补体结合抗体效价增加 4 倍或以上，单份血清抗体 1：320 以上均具有重要诊断价值。

四、诊　断

　　依据确切的职业接触史、发病季节、疫区流行病学资料，结合临床表现，综合分析，排除乙型脑炎、脑膜炎、恶性疟疾等其他类似疾病，方可诊断。确诊则有赖于病原学及血清学实验结果。分级诊断依据《职业性森林脑炎诊断标准》（GBZ88—2002）进行。

五、防治原则

（一）对症治疗

　　治疗本病目前尚无特效疗法，抗病毒药物的研究虽经努力，仍未达到临床应用水平。因此，对症治疗和支持疗法仍是治疗本病的主要措施。

　　1. 重度患者

　　其处理与乙型脑炎相同。要注意加强营养、维持水电解质平衡，吸氧，预防脑水肿等并发症。国外采用核酸酶制剂，如核糖核酸酶、脱氧核糖核酸酶等，选择性破坏病毒的核酸合成，有助于缩短病程。

2. 免疫血清疗法

早期肌内注射适量恢复期患者的血清，直至体温降至 38 ℃以下。高效价丙种免疫球蛋白也有较好疗效。必要时可配伍干扰素等使用。

3. 有瘫痪等后遗症者

可采用针刺、按摩、理疗、体疗等措施，促进神经肌肉功能康复。

（二）加强卫生宣传，做好环境防护和个体防护

进入疫区的工作人员，可采取下列预防措施：

1. 疫　苗

预防接种森林脑炎疫苗。

2. 工作场所周围环境防护

清除路边杂草，减少来往人、兽受蜱侵袭的机会；加强防鼠、灭鼠、灭蜱工作。

3. 个体防护

将袖口、领口、裤脚等处扎紧，防止蜱叮刺。因为蜱攀附宿主后，先到处爬行 2 小时才叮刺，缓慢吸血，因此野外活动时，可每 2 小时互相检查一次，尤其注意颈、腋、腰、阴部，发现后立即杀灭。如果发现蜱已刺入皮肤，不可猛拉，以免蜱的刺器断于皮肤内。可用烟头烫蜱的尾部使之退出，也可用油类或乙醚滴于蜱体致死，然后轻轻摇动，缓缓拔出。

第六章　职业性肿瘤

第一节　职业性肿瘤总论

肿瘤（tumor）是指机体细胞在各种始动与促进因素长期作用下，因发生过度增生或异常分化而形成的新生物。按照对人体影响的不同，一般分为良性肿瘤、恶性肿瘤以及临界性肿瘤。

1. 良性肿瘤

良性肿瘤又常称为"瘤"。其细胞分化程度较高，生长速度缓慢，在瘤体周围常形成表面光滑的包膜。良性肿瘤与正常组织分界明显，并不侵入邻近的正常组织，除非生长在要害部位，否则一般不会致命，大多数可被完全切除，很少有复发。

2. 恶性肿瘤

恶性肿瘤一般可分为上皮源性的"癌"、间质源性的"肉瘤"以及胚胎性的母细胞瘤等类型，其细胞分化程度较低，生长速度较快，呈浸润性生长，无包膜，边界不清楚。除了会集结成为肿块，还会扩散至其他部位增生，虽经手术切除，仍可复发。癌症即是最常见的恶性肿瘤。

3. 临界性肿瘤

临界性肿瘤在形态特征上近似良性肿瘤，但常呈浸润性生长，切除后易复发，性质介于良性与恶性肿瘤之间。

据世界卫生组织统计，恶性肿瘤是全球首要的死因，仅 2008 年全球就有 1 270 万新发癌症病例，760 万人死于癌症。恶性肿瘤的发病原因至今尚未完全清楚，目前一般认为是由多种外源性因素和内源性因素长期共同作用的结果。① 内源性因素：主要包括性别、年龄、种族、遗传、免疫力及心理因素等；② 外源性因素：主要包括化学、物理、生物因素以及不良生活方式和各种慢性刺激等，其中以工作或生活环境中化学致癌物质如环境污染物、某些食品、药品等最为重要。世界范围内，约有 19% 的癌症是由包括工作环境在内的环境因素所引起，每年导致 130 万人死亡。

一、职业性肿瘤概述

职业性肿瘤（occupational tumor）是指在作业环境中长期接触职业性致癌因素而引起的某种特定肿瘤。在临床表现上，职业性肿瘤与一般肿瘤并无明显差异，其主要不同在于接触某种特定职业性致癌因素的人群中：① 特定肿瘤的发病率和死亡率高于普通人群；② 肿瘤发病年龄和死亡年龄提前；③ 罕见肿瘤频发。

职业性肿瘤占全部肿瘤发病率的 2%～8%，据世界卫生组织报道，全球每年约有 20 万人死于职业性肿瘤，尤以肺癌、恶性间皮瘤和膀胱癌最为常见。职业性肿瘤发现的历史可追溯到 18 世纪，英国外科医生波特（Pott）发现烟道清洁工阴囊癌的发病率很高，经研究认为这与工人长期接触烟囱中的烟尘有关，首次确定了相关职业人群长期与某些化学物质相接触与诱发特定肿瘤之间的关系。随后，各国又相继发现联苯胺与膀胱癌；砷化物、煤焦油、X 射线、紫外线与皮肤癌；苯与白血病等肿瘤性疾病的诱生关系。

众所周知，癌症的临床预后较差，患者几乎丧失全部劳动能力，职业肿瘤被认为是最严重的一种职业性疾病。作为职业病的一种，世界各国均制定有相关法律对职业性肿瘤患者进行赔偿。由于职业性肿瘤与非职业性肿瘤在临床症状与疾病进程上无明显差异，不同国家确定的职业性肿瘤类型与诊断标准也有所不同。我国职业病名单中被列为法定职业性肿瘤的有有 8 类：① 石棉所致肺癌、间皮瘤；② 联苯胺所致膀胱癌；③ 苯所致白血病；④ 氯甲醚所致肺癌；⑤ 砷所致肺癌、皮肤癌；⑥ 氯乙烯所致肝血管肉瘤；⑦ 焦炉逸散物所致肺癌；⑧ 铬酸盐制造业所致肺癌。

二、职业性肿瘤的病因

职业性肿瘤发病原因并非是单一因素所致，是由长期接触环境致癌物与个人遗传因素共同作用的结果。除职业性致癌因素接触这一主要因素外，遗传背景所决定的酶多态性、生活方式、个人嗜好等也有重要的交互作用。

职业性致癌因素是指与职业相关的，在一定条件下能使正常细胞转化为肿瘤细胞，且能发展为可检出肿瘤的致病性因素。一般认为，职业性致癌物质可分为三类：① 确认致癌物，是指有明确证据表明对人有致癌性的理化物质；② 可疑致癌物，指对动物或灵长类动物有致癌作用，但人群流行病学证据尚不充分的致癌性理化物质；③ 潜在致癌物，指对动物有致癌作用，但尚无人群证据的理化物质。职业性肿瘤的病因必须是已经确认的职业性致癌因素。目前，国际癌症研究机构确认的与职业性肿瘤相关的因素有 40 多种，包括化学、物理和生物因素三类。

（一）化学因素

化学因素是最多见的职业性致癌因素，主要有以下三大类：

1. 烷化剂

烷化剂是一种能使烷基转移到其他分子上，发生烷基化作用的有机化合物。烷化剂具有较强的生物活性，按照其作用机制不同可分为直接作用烷化剂和间接作用烷化剂两类。

（1）直接作用烷化剂：这类烷化剂不需经过代谢活化，能直接与 DNA 的碱基发生作用，使之烷化，改变遗传基因、诱发突变，引起肿瘤病变。其代表物质有双氯甲醚、氯甲甲醚、芥子气、环氧乙烷、乙醛等。

（2）间接作用烷化剂：这类烷化剂必须经体内代谢活化，转化为亲电子剂后，才能引起 DNA 的烷化作用。目前已知的致癌物质大多属于此类，常见的有煤焦油、苯并（α）芘、苯、联苯胺、以氯乙烯等。

2. 金属和类金属致癌物

其致癌机制不详，但可能与其能干扰 DNA 复制酶，影响 DNA 复制，导致细胞突变有关。常见的有砷、镍、铍、镉及其化合物等。

3. 石棉及人造矿质纤维

近年来，一般认为石棉类物质可刺激细胞发生炎性反应，生成转化生长因子等能够促进细胞恶变的因子，通过干扰细胞激素的机制引发癌症。

（二）物理性因素

物理性致癌因素主要有电离辐射、X 射线、紫外线等。其主要致癌机制是作用于 DNA 分子，引起基因发生突变，导致肿瘤发生。

（三）生物性因素

病毒、细菌、人体寄生虫等病原生物的感染也与肿瘤的发生有关，其中以病毒最为主要。常见的有：EB 病毒导致的鼻咽癌、人类乳头瘤病毒与子宫颈癌、乙型肝炎病毒与肝癌等。

三、职业性肿瘤的特征

1. 病因明确

职业性肿瘤要在特定条件下才能发病，都有明确的致癌因素和接触史，如接触石棉导致肺癌、苯导致白血病、氯乙烯导致肝血管肉瘤、联苯胺导致膀胱癌等。若去除这类病因，那么相应肿瘤的发病率会不发生或明显下降。

2. 具有剂量-反应关系

剂量-反应关系是指环境致癌物质对人体危害程度的大小，主要取决于其进入人体的剂量。大多数致癌物质都具有明显的剂量-反应关系，即在与致癌物质接触的人群中，接触剂量大的要比接触剂量小的，肿瘤发病率和死亡率高。

3. 职业性肿瘤的潜隐期

潜隐期指患者初次接触致癌物至肿瘤确诊的年限。肿瘤的发生最初是由基因突变细胞引发，但最终是否能形成肿瘤，会受多种内外因素影响，不同肿瘤、不同致癌因素所致肿瘤有不同的潜伏期。由于职业性致癌因素接触程度较强，因此，职业性肿瘤的潜伏期一般比其他同类肿瘤短。

4. 好发部位

职业性肿瘤的好发部位有其相对固定的特点，多在致癌因素作用强烈、经常接触的部位发生。例如，肺和皮肤是致癌物质进入机体的主要途径和直接作用的器官，故职业性肿瘤多见于呼吸系统和皮肤等。

四、职业性肿瘤的预防

尽管职业性肿瘤是最严重的职业病，但只要采取适当的防护措施，减少与致癌物质的接触，职业性肿瘤是可以预防的。职业性肿瘤是人为的疾病，与非职业性肿瘤相比，其致癌因素较为清楚。因此，严格按照三级预防的原则，有针对性地开展职业性肿瘤的预防和控制工作，对保护职业人群的健康，减少肿瘤发生具有非常重要的价值。

（一）一级预防

一级预防又称病因预防。职业性肿瘤的致癌因素较清楚，可采用相应的措施加以预防，将其危险度控制在最低水平。

1. 加强对职业性致癌因素的控制与管理

积极研究职业性肿瘤致癌因素，对已明确的致癌物质应尽可能予以消除或取代。对不能立即消除或取代的，应及时改革生产工艺，提高密闭化、管道化程度，防止污染环境。加强对环境致癌物浓度的定期监测，使其浓度或强度控制在国家规定的阈限以下，并做好职工个人防护，减少接触。加强对生产企业的监督管理，对职业病危害严重的、基本防护条件较差的，要限期整改，经整改仍不合格的，应坚决予以关停。

2. 加强宣传教育，注意个人防护

加强职业健康教育，普及职业卫生常识，提高劳动者对职业病危害的认识，增强其自我保护意识和能力，具体措施有：

（1）加强职业健康教育，提高劳动保护强度，增强劳动者的自我保健意识，避免或减少接触致癌因素。

（2）工作服应集中清洗去污，禁止穿、带回家；

（3）广泛开展戒烟的宣传工作，减少致癌物与吸烟的协同作用；

（4）注意防止感染容易诱发肿瘤的疾病，如乙型肝炎、某些慢性炎症等；

（5）熟悉某些癌前病变，以利于早发现、早治疗；

（6）合理膳食，加强锻炼，保持心境，提高免疫力。

（二）二级预防

二级预防又称临床前期预防。定期体检，做到早发现、早诊断、早治疗是预防职业性肿瘤的有效措施。

1. 建立健全监护制度

通过作业环境评价和医学监护、分析和评价有害因素对接触者健康的影响及其程度，掌握作业者的健康状况和发现健康损害征象，以便采取相应的预防措施，防止有害因素所致疾患的发生和发展。

2. 健全体格检查制度

定期健康体检是做到早发现、早诊断、早治疗，获得理想防治效果的前提。

健全体格体检、健康档案的建立及应用制度，加强健康状况分析及劳动能力鉴定。对职业性肿瘤好发部位，如皮肤、肺和膀胱等，应做重点和全面的检查。

第二节　常见职业性肿瘤

据世界卫生组织统计，在全球范围内，有 19% 的癌症患者是由于包括工作环境在内的环境因素所引起，每年导致 130 万人死亡，其中肺癌、皮肤癌和膀胱癌是职业性肿瘤中最常见的类型。随着经济的发展，我国职业病危害日趋严重，为预防、控制和消除职业病危害，防治职业病，保护劳动者健康及其相关权益，促进经济发展，我国制定了《中华人民共和国职业病防治法》。随后，卫生部和劳动保障部依据《中华人民共和国职业病防治法》颁布了《职业病目录》，规定了 8 种职业性肿瘤：① 石棉所致肺癌、间皮瘤；② 联苯胺所致膀胱癌；③ 苯所致白血病；④ 氯甲醚所致肺癌；⑤ 砷所致肺癌、皮肤癌；⑥ 氯乙烯所致肝血管肉瘤；⑦ 焦炉逸散物所致肺癌；⑧ 铬酸盐制造业所致肺癌。2002年，在职业性放射性疾病中放射性肿瘤也被纳入职业病范畴。

一、石棉所致肺癌、间皮瘤

职业性致癌物质在肺部导致的癌症称为职业性肺癌，是最主要、最危险的职业性肿瘤。其主要原因在于：① 呼吸道是多数职业性致癌物进入机体的主要途径，以及直接作用器官；② 肺癌发病隐匿，早期不易发现，恶性程度高，转移快，疗效不理想。

目前确认的对人类致癌的 66 种化学物质中，与职业有关的大约有 35 种，其中与肺癌有关的有 25 种。我国在职业病目录中规定的与职业性肺癌有关的致癌物质主要有：石棉、氯甲醚、砷、焦炉逸散物、铬酸盐等，这里先介绍石棉所致肺癌、间皮瘤。

（一）接触机会

石棉是一类具有纤维状结构、可劈裂成纤细而柔韧纤维的硅酸盐矿物的总称，因其矿物纤维具有可纺性，故统称为"石棉"。石棉在各行业中应用广泛，一般长纤维用于织造防火织物；短纤维与水泥、橡胶、树脂、塑料等混合制成各种建筑、绝缘：防火、抗酸制品。在工作中接触石棉的劳动者也很多，尤以石棉矿开采、筛选、包装、运输、加工及其制品的使用人员最为严重。石棉除诱发肺癌外，还可致胸、腹膜恶性间皮瘤。

（二）致病机制

有待进一步研究。石棉主要由呼吸道吸入，也可随食物、唾液进入消化道。目前石棉致癌的机制仍不清楚，可能与石棉刺激机体生成的自由基有关。石棉所致肺癌很大比例位于周边部位，进而侵及胸膜，好发部位以下叶为多，以鳞癌和腺癌多见。

（三）临床表现

职业性肺癌与一般的肺癌难以区别，不同职业性致癌物质所致的职业性肺癌的临床表现也相差不大。

（1）早期临床均表现为持续性的声音嘶哑、咳嗽、咯血等，X射线检查可发现肺部肿块阴影。

（2）职业性肺癌的共有特点：① 有明确的职业接触史；② 发病率与接触职业致癌物呈剂量-反应关系；③ 职业性肺癌可产生癌前期病变；④ 发病年龄通常较普通肺癌早10～15年；⑤ 病理特征以鳞状上皮癌和小细胞癌为多。

（3）石棉所致肺癌好发于肺下叶，以周边型肺癌为主，病理上以腺癌多见。

（4）石棉所致间皮瘤病人多表现为胸痛、气短气促，严重时可有呼吸困难、胸膜炎、胸腔积液等。

（四）诊　断

肺癌恶性程度高，转移快，预后差，做好早期发现和诊断工作尤为重要。不同种类职业性肺癌的诊断有其共性，也有其各自的特点。目前诊断肺癌的常有手段有：

1. 影像学检查

影像学检查是目前诊断肺癌的主要方法。常用的有X射线检查、CT、MRI等。这些方法可以准确的识别病灶的部位、形态、大小、范围、密度、与周围组织的关系，支气管阻塞的情况，肿块的良、恶性等。

2. 痰细胞病理学检查

通过多次痰细胞学检查，是检出早期肺癌的重要手段，有助于系统观察支气管上皮细胞从癌前病变向癌细胞过渡的全过程，而且对影像学不易察觉的微小病变有一定帮助。

3．支气管镜

是获得肺癌组织学证据最常用的诊断工具。

按照卫生部《职业性肿瘤诊断标准》（GBZ 94—2002），石棉所致肺癌、间皮瘤诊断细则：

（1）石棉所致肺癌：① 原发性肺癌诊断明确；② 接触石棉粉尘累计工龄 7 年以上（含 7 年）；③ 潜隐期 10 年以上（含 10 年）；④ 石棉肺合并肺癌者即可诊断。

（2）石棉所致间皮瘤：① 必须有细胞病理学诊断；② 接触石棉粉尘累计工龄 1 年以上（含 1 年）；③ 潜隐期 15 年以上（含 15 年）。

（五）治　疗

（1）脱离致癌物的接触。

（2）按肺癌或间皮瘤积极治疗。

（3）定期复查。

（六）预　防

职业性肺癌的致病因素清楚，采取相应的措施加以预防，可有效降低发病率。

（1）建立健全健康监护制度，对接触致癌物质的劳动者要定期体检筛查，尽可能检出职业性肿瘤前期异常或早期肿瘤。建立健全个人健康档案，准确评估劳动者的致癌物质接触水平。职业性肺癌监护方法主要有 X 射线检查及痰细胞学检查。

（2）采取有效的卫生防护措施，加强劳动者的职业卫生安全教育和个人防护，提高工人的自我保护意识，养成良好的个人行为，注重生活规律，心情愉快，劳逸结合，积极锻炼身体，增强机体的防癌抗癌的能力。

（3）淘汰落后工艺，在生产中尽可能禁止或避免致癌物质的使用。改革工艺技术，提高机械化、密闭化、管道化程度，杜绝跑、冒、滴、漏，控制致癌物的产生。

（4）许多致癌物与吸烟有协同作用，接触人群中应采取控烟措施。

（5）注意饮食保健，增加食物中蔬菜、瓜果的摄入量，多食用富含胡萝卜素、维生素 C、维生素 E、叶酸等食品，增强机体的防癌抗癌能力。

二、氯甲醚所致肺癌

氯甲醚又称氯甲基醚或二甲基氯醚，工业品中常混有双氯甲醚，为无色液体，均具高度挥发性。主要通过呼吸道进入人体，除其对上呼吸道、眼、皮肤黏膜有刺激作用外，长期接触可诱发肺癌。

（一）接触机会

在工业上，氯甲醚主要用做甲基化原料，并用于制造离子交换树脂、防水剂及纺织品处理剂，在纺织、造纸、塑料和橡胶等行业有广泛应用。

（二）致病机制

氯甲醚的致肺癌机制尚不清楚，但作为一种烷化剂，与其他烷化剂一样可通过改变维持细胞正常活动必不可少的蛋白质、核酸分子及酶的催化过程，与DNA 的腺嘌呤和鸟嘌呤共价结合而引起细胞突变。

（三）临床表现

临床表现与其他类型职业性肺癌相似，但其所引起的肺癌多为未分化小细胞型肺癌，恶性程度高。

（四）诊　断

常用诊断方法与其他肺癌相似，按照卫生部《职业性肿瘤诊断标准》（GBZ 94—2002），石氯甲醚所致肺癌诊断细则：① 原发性肺癌诊断明确；② 生产和使用氯甲醚（二氯甲醚或工业品一氯甲醚）累计接触工龄 1 年以上（含 1 年）；③ 潜隐期 4 年以上（含 4 年）；④ 工作场所中甲醛、盐酸及水蒸气共存时产生的二氯甲醚所致肺癌可参照本标准。

（五）治　疗

（1）脱离致癌物的接触。

（2）按肺癌积极治疗，对小细胞肺癌采用放、化疗联合治疗，可提高患者生存期。

（3）定期复查。

（六）预　防

同其他职业性肺癌，详见石棉所致肺癌的预防。

三、铬酸盐制造业工人肺癌

铬是一种质脆而硬的金属，在自然界中广泛存在，是人体内必需的微量元素之一，对维持人体健康起关键作用。铬的毒性作用取决于其氧化状态及溶解度，其中三价铬是一种生命必需微量元素；六价铬是强氧化剂，可通过消化道、呼吸道、皮肤和黏膜侵入人体，积聚在肺、肝、肾和内分泌腺中，除引起急慢性毒害外，还可导致肺癌。

（一）接触机会

铬的工业用途广泛，从事铬酸盐、铬颜料、铬合金、铬电镀、电焊不锈钢、印染、皮革加工、木材防腐保存、有机合成及某些催化剂制造等业内劳动者均有机会接触。

（二）致病机制

六价铬的致癌机制至今仍未完全阐明，一般认为与六价铬进入细胞内，被还原为致癌性三价铬，作用于细胞 DNA 或染色体，致其损伤，导致肺癌的发生。

（三）临床表现

其症状与其他类型职业性肺癌类似，但一般原发于支气管，多在肺门及大支气管。病理类型以小细胞型为主。

（四）诊　断

与一般肺癌相似，按照卫生部《职业性肿瘤诊断标准》（GBZ 94—2002），铬酸盐制造业工人肺癌诊断细则：① 原发性肺癌诊断明确；② 从事铬酸盐制造累计接触工龄 1 年以上（含 1 年）；③ 潜伏期 4 年以上（含 4 年）。

（五）治 疗

（1）脱离致癌物的接触。

（2）按照肺癌积极治疗。

（3）定期复查。

四、焦炉工人肺癌

焦炉生产过程中，烟煤在高温缺氧的焦炉炭化室内干馏，产生的蒸气和烟尘，在装煤、出焦、漏气和熄焦时弥散到焦炉的工作场所中，形成焦炉逸散物。焦炉逸散物是复杂的混合物，其中的苯并（α）芘、苯溶物等多环芳烃类物质是最重要的致癌物质。焦炉工人肺癌是由于在工人在工作中长期吸入焦炉逸散物，经过较长的潜隐期而引起的肺癌。

（一）接触机会

焦化厂、煤气厂等是排放多环芳烃化合物最严重的地方。此外，钢铁厂、火电厂、垃圾焚化厂、柏油铺路工以及消防员等均有机会接触。

（二）致病机制

多环芳烃的致癌机制较为复杂，可通过多种途径导致肿瘤的发生。一般认为，多环芳烃进入体内后会发生一系列的代谢过程，并产生终致癌物，直接或间接与 DNA 作用，产生致突变、致癌作用。

（三）临床表现

临床表现与一般肺癌无本质区别，但多表现为鳞癌和腺癌。

（四）诊 断

诊断方式与普通肺癌无异，按照卫生部《职业性肿瘤诊断标准》（GBZ 94—2002），焦炉工人肺癌诊断细则：① 原发性肺癌诊断明确；② 焦炉工累计接触工龄 1 年以上（含 1 年）；③ 潜隐期 10 年以上（含 10 年）。

（五）治　疗

（1）脱离致癌物的接触。

（2）按照肺癌积极治疗。

（3）定期复查。

（六）预　防

预防方法同其他职业性肺癌。

五、砷所致肺癌及皮肤癌

砷是一种以有毒而著名的类金属，广泛的存在于自然界，主要以砷的化合物的形式存在。砷的化合物均有毒性，三价砷的毒性远大于五价砷。砷化物除了引起急慢性中毒外，主要的危害是诱发肺癌和皮肤癌。皮肤癌是常见的恶性肿瘤之一，包括基底细胞癌、鳞状细胞癌、恶性淋巴瘤、恶性黑色素瘤、汗腺癌、Kaposi肉瘤、血管肉瘤、隆突性皮肤纤维肉瘤等，其中以基底细胞癌和鳞状细胞癌最为常见。职业性皮肤癌经常发生在暴露部位和接触局部，与致癌物质的关系最为直接和明显，是人类最早发现的职业肿瘤。

（一）接触机会

常见生产接触人群主要有开采、熔炼砷矿、冶炼有色金属、使用含砷农药及应用砷化物等行业从业者。

（二）致病机制

砷化物进入人体后，五价砷多数被还原为三价砷，可长期积蓄在毛发、指甲和皮肤内，导致染色体发生畸变、断裂和破碎，诱发肿瘤的产生。

（三）临床表现

1. 肺　癌

砷所致肺癌的临床表现与其他职业性肺癌相似，但多数患者往往伴有砷所引起的皮肤病变。

2. 皮肤癌

皮肤癌中最常见的是鳞状细胞癌和基底细胞癌。

（1）鳞状细胞癌：恶性程度较高，可在身体任何部位发生，但多见于头颈、四肢、躯干等部位的皮肤、黏膜以及皮肤和黏膜交界处。早期即可形成溃疡，呈浸润性生长，入侵深部组织时，常伴有化脓性感染和淋巴结转移。

（2）基底细胞癌：多见于老年人，好发于颌面、眼眶、眼睑、鼻侧、耳周围等处，恶性程度较低，生长较为缓慢，病程长，初起时常为一增厚的皮肤改变，逐渐隆起向周围浸润，较少转移。

（四）诊　断

1. 砷所致肺癌

砷所致肺癌的诊断与普通肺癌类似，按照卫生部《职业性肿瘤诊断标准》（GBZ 94-2002），砷所致肺癌诊断细则：① 原发性肺癌诊断明确；② 含砷采矿及冶炼累计接触工龄 3 年以上（含 3 年）；③ 潜隐期 6 年以上（含 6 年）。

2. 砷所致皮肤癌

砷所致的皮肤癌潜伏期长，恶性程度高，容易早期转移。尽管生长在外露的皮肤上，但由于人们较少重视，目前早期诊断率依然不高。如果在皮肤上出现了无痛性结节、质地较硬、边缘隆起、久治不愈，应立即到医院检查，排除皮肤癌的可能。目前，诊断皮肤癌的主要依据是活体标本病理检查。按照卫生部《职业性肿瘤诊断标准》（GBZ 94—2002），砷所致皮肤癌诊断细则：① 原发性皮肤癌诊断明确；② 无机砷作业接触工龄 5 年以上（含 5 年）；③ 潜隐期 5 年以上（含 5 年）；④ 有慢性砷中毒病史者所患皮肤癌即可诊断。

（五）治　疗

（1）脱离致癌物的接触。
（2）按照肺癌、皮肤癌积极治疗。
（3）定期复查。

（六）预　防

砷所致肺癌的预防与其他职业性肺癌相似，这里主要介绍砷所致皮肤癌的预防。

（1）建立健全健康监护制度，对接触致癌物质的劳动者要定期体检筛查，尽可能检出职业性肿瘤前期异常或早期肿瘤。建立健全个人健康档案，准确评估劳动者的致癌物质接触水平。

（2）加强劳动者的职业卫生安全教育，做好个人防护，穿戴工作服，不要将皮肤直接暴露于外环境。养成良好的个人行为，注意个人卫生，经常淋浴，注重生活规律，心情愉快，劳逸结合，积极锻炼身体，增强机体的防癌抗癌的能力。

（3）作业环境中有毒有害物质要控制到国家标准水平或以下，尽量减少接触。砷中毒皮损不易愈合，且容易发生感染，避免皮损部位的外伤感染是预防皮肤癌的一个重要环节。

（4）紫外线也是导致皮肤癌的重要诱因，减少紫外线暴露，减少户外作业也是预防皮肤癌的重要措施。

（4）注意饮食保健，增加食物中蔬菜、瓜果的摄入量，多食用大蒜、姜、茶、维生素 A、维生素 D 等都能有助于皮肤癌的预防。

六、苯所致白血病

白血病是造血组织的恶性肿瘤，俗称"血癌"，是一类造血干细胞恶性克隆性疾病。克隆性白血病细胞因为增殖失控、分化障碍、凋亡受阻等机制在骨髓和其他造血组织中大量增殖累积，并浸润其他组织和器官，同时正常造血受抑制。

苯是一种具有特殊芳香气味的无色透明液体，是工业中应用最为广泛的化工原料和溶剂。苯在常温下挥发很快，具有高脂溶性，主要通过肺和皮肤进入人体，并积聚在脂肪和脑组织中。短时间吸入或接触高浓度苯可发生急性苯中毒，长期接触可引起白细胞减少、血小板减少、贫血或全血细胞减少，严重的发生再生障碍性贫血，甚至白血病。

（一）接触机会

苯广泛应用于制鞋、橡胶、染料、树脂、油漆、印染、农药、化肥等行业，目前难以替代，也无法避免暴露。因此早期预防苯致白血病的发生，对于保护工人健康具有重要意义。

（二）致病机制

苯致白血病是一个慢性过程。苯在肝脏生成苯醌、苯酚等活性代谢产物，其进入骨髓产生毒性，作用于 DNA，导致 DNA 链断裂、染色体畸变。如果上述过程发生在骨髓造血干细胞或早期祖细胞，可激活原癌基因，或使抑癌基因失活，导致白血病细胞克隆形成，产生白血病。

（三）临床表现

苯所致白血病以急性粒细胞性白血病为常见。

（1）苯致白血病潜隐期较长，可达 1~27 年，早期多以白细胞降低为主，继而红细胞、血小板也逐渐降低，直至全血细胞减少。与其他白血病比较，苯中毒性白血病病情进展较缓慢，临床症状轻、治疗效果好，血象、骨髓象恢复快、预后好。

（2）临床上常有贫血、发热、感染、出血和肝、脾、淋巴结肿大等症状。骨髓及外周血中可出现幼稚细胞。

（四）诊　断

诊断白血病主要根据患者的临床表现、血象和骨髓检查的结果，以骨髓中原始细胞占 30% 作为诊断急性白血病的标准。

按照卫生部《职业性肿瘤诊断标准》（GBZ 94—2002），苯所致白血病诊断细则：① 经细胞病理学检查确诊；② 苯作业累计接触工龄 1 年以上（含 1 年）；③ 潜伏期 1 年以上（含 1 年）；④ 如有慢性苯中毒史者所患白血病即可诊断。

（五）治　疗

（1）脱离致癌物的接触。
（2）按白血病积极治疗。
（3）定期复查。

（六）预　防

（1）采取有效的卫生防护措施，加强劳动者的职业卫生安全教育和个人防护，提高工人的自我保护意识。

（2）加强苯作业劳动者的职业健康检查，保护苯毒性易感人群。因苯可有迟发性毒作用，建议接触苯作业者在脱离接触后，也应定期进行健康检查，以便早期发现，早期治疗。

（3）严格限制苯作为稀释剂或溶剂的使用，使劳动者尽可能不接触苯或减少接触，有效地改善劳动条件。

七、联苯胺所致膀胱癌

膀胱癌是泌尿系统最常见的恶性肿瘤，职业性膀胱癌占膀胱癌的 25% ~ 27%，在职业性肿瘤中占有重要地位。联苯胺是苯及其同系物上氢原子被氨基取代而生成的衍生物，为白色或淡红色粉状或片状结晶，可溶于乙醇及乙醚，微溶于水。联苯胺主要用做染料中间体，还可用于有机化学合成、橡胶、塑料、印刷工业，也是实验室常用试剂。联苯胺可经呼吸道、消化道、皮肤进入人体，通过肾脏代谢后，经尿液排出。由于膀胱作为储尿器官，长期受这类致癌物质的刺激，常引起膀胱黏膜细胞恶变，致使膀胱癌发生。

（一）接触机会

联苯胺是染料、美容美发、皮革业、橡胶、化工、印刷、纺织品印染，焦油、油漆等行业的常用物质。流行病学研究表明，膀胱癌的发病与患者从事这类行业有显著关系，膀胱癌的发病率明显较普通人群高。

（二）致病机制

目前，联苯胺的致癌机制尚不明确。一般认为与联苯胺在代谢过程中，因其氨基发生羟基化，形成 N-羟基化等代谢产物，对人体靶分子产生损伤作用，致使基因突变，引起肿瘤的发生。

（三）临床表现

长期接触联苯胺引起的膀胱肿瘤有良性的膀胱乳头瘤和恶性的膀胱癌两种。男性发病率高于女性。最重要的早期临床表现是无痛性肉眼血尿，常反复发作，可自行停止。中晚期患者可因肿瘤坏死、溃疡或继发感染，出现尿痛、尿急、尿频等膀胱刺激症状。晚期病人下腹部可触到肿块，或因血块阻塞膀胱内口，引起排尿困难或及尿潴留。

（四）诊　断

对联苯胺接触者做好健康监护，定期筛检，做好早期诊断。

1. 血尿筛查

膀胱癌在早期既已产生血尿，可采用痕迹血尿浸条，由受检者自行检查，该方法简便易行，敏感性强，且无损伤。对血尿筛查阳性者应进一步作膀胱镜检查及病理学检查。

2. 膀胱镜检查

是诊断膀胱癌最重要的方法，可准确判定肿瘤的大小、位置、数目、形状、基底部及周围情况。所有膀胱癌疑似患者均进行膀胱镜检查，必要时可行膀胱镜下活检。

3. 病理学检查

通常采用尿脱落细胞检查。该方法简便、有效，常用于在膀胱癌高危人群中发现膀胱癌、监护膀胱癌术后复发以及动态监护膀胱上皮的病理改变，预测其发展趋势。

4. 影像学检查

常用的影像学检查有超声检查、静脉肾盂造影、膀胱造影、CT 检查等。

按照卫生部《职业性肿瘤诊断标准》(GBZ 94—2002)，联苯胺所致膀胱癌诊断细则：① 原发性膀胱癌诊断明确；② 生产或使用联苯胺累计接触工龄 1 年以上（含 1 年）人员；③ 潜伏期 3 年以上（含 3 年）；④ 联苯胺接触人员所患肾盂、输尿管移行上皮细胞癌可参照本标准。

（五）治　疗

（1）脱离致癌物接触。

（2）按膀胱癌积极治疗。

（3）膀胱癌是一种复发率很高的疾病，应定期复查，减少复发。

（六）预　防

膀胱癌的发生与工作环境及个人嗜好有密切关系。

（1）相关职业者应该每半年进行 1 次尿液及尿液细胞学检查，定期进行膀胱镜检查，如怀疑有肿瘤出现，应立即调离作业环境。遇到长期尿频、尿急、尿痛症状应及时就医。

（2）职业性膀胱癌的发生与尿液中的致癌物刺激密切相关，因此，可通过增加饮用水量，减少致癌物在膀胱中的浓度；增加排尿次数，减少癌症的发生几率。

（3）注意饮食，多吃新鲜蔬菜瓜果。

八、氯乙烯所致肝血管肉瘤

肝血管肉瘤也称肝血管内皮瘤，是一种极其罕见又难诊断的恶性肿瘤，一般人群发病率较低，在与氯乙烯接触人群中较多见。氯乙烯是合成聚氯乙烯的单体，主要通过呼吸道进入人体，除导致人体发生急慢性中毒外，主要危害是引起肝血管肉瘤。

（一）接触机会

氯乙烯在常温常压下为无色有芳香气味的气体，是合成聚氯乙烯的重要原料，广泛应用于制造聚氯乙烯塑料、绝缘材料、涂料、合成纤维、黏合剂、溶剂等。在生产和使用过程中均有接触机会。

（二）致病机制

氯乙烯致癌机制尚不明确，一般认为与氯乙烯的代谢产物中间体—氧化氯乙烯和 2-氯乙醛有关。吸入的氯乙烯，主要在肝微粒体经不同途径代谢成一氧化氯乙烯和氯乙醛。而一氧化氯乙烯和氯乙醛均有强烈的烷化作用，共与 DNA、RNA 共价结合，引起基团突变，导致肿瘤的发生。

（三）临床表现

本病发病缓慢，流行病学调查显示，一般有 20～25 年潜隐期，男性常见。肝血管肉瘤多为单发，也可多发。瘤体生长缓慢，长大后可引起肝肿大、上腹部不适、腹胀、嗳气、腹痛、厌食和贫血等症状。肝区可听到血管杂音。肿瘤破裂时有血性腹水。

（四）诊　断

对氯乙烯接触者应做好健康监护。通过 B 超、肝动脉造影和 CT 等检查易作出诊断。

按照卫生部《职业性肿瘤诊断标准》（GBZ 94—2002），氯乙烯所致肝血管肉瘤诊断细则：① 病理组织学诊断为原发性肝血管肉瘤；② 从事聚氯乙烯生产，有明确的氯乙烯单体接触史，累计接触工龄 1 年以上（含 1 年）；③ 潜伏期 1 年以上（含 1 年）。

（五）治　疗

（1）脱离致癌物的接触。

（2）患者应积极采用手术切除治疗，不能手术者可行肝动脉栓塞化疗或放疗。

（3）定期复查。

（六）预　防

（1）对接触氯乙烯者应该经常进行健康监护。

（2）特别重视聚合釜出料、清洗和检修过程的防护。

九、职业性放射性肿瘤

职业性放射性肿瘤是指接受电离辐射照射后发生的与所受照射具有一定程度病因学联系的恶性肿瘤。电离辐射是指波长短、频率高、能量高的射线，其种类很多，主要分为① 高速带电粒子：有 α 粒子、β 粒子、质子；② 不带电粒子：有中子、X 射线、γ 射线等。

（一）接触机会

职业性放射性肿瘤可因工作中意外性受照，也可以因医疗或其他情况的意外性受照或职业性照射。职业性照射群体包括长期从事放射线工作的医师和技师、铀矿工、核工业和核试验事故的受照者等。

（二）致病因素

电离辐射对机体的损伤可分为急性放射损伤和慢性放射性损伤两类。短时间内接受一定剂量的照射多引起机体的急性损伤，而较长时间内分散接受一定剂量的照射，可引起慢性放射性损伤，如皮肤损伤、造血障碍，白细胞减少、生育力受损等。此外，电离辐射还可激活癌基因，引起 DNA 损伤，导致细胞突变并导致肿瘤的发生。

（三）临床表现

职业性放射性肿瘤种类较多，发病率较高的有白血病、甲状腺癌、乳腺癌、胃癌、多发性骨髓癌等。职业性放射性肿瘤的临床表现与相关同类普通肿瘤类似，具体情况可参见相关文献资料。

（四）诊　断

按照卫生部《放射性肿瘤病因诊断标准》（GBZ 97—2009）诊断依据。

（1）起因于职业性照射的放射性肿瘤可以诊断为职业性放射性肿瘤；

（2）职业照射复合职业性化学致癌暴露，辐射致癌在危险度增加中的相对贡献大于1/2，合计病因概率PC≥50%者也诊断为职业性放射性肿瘤。

具体细则：① 有接受一定剂量电离辐射的照射史和受照剂量相关资料；② 受照经一定潜伏期后发生，符合标准所列的原发性恶性肿瘤，并且得到临床确诊。③ 根据患者性别、受照时年龄、发病时年龄和受照剂量按标准所列的方法计算所患恶性肿瘤起因于所受照射的病因概率（PC）。凡有 2 种方法计算的，取其数值较大者；④ 凡按标准规定方法而得的 95% 可信限上限的 PC≥50%者，可判断为放射性肿瘤。

（五）治　疗

（1）脱离致癌物的接触。

（2）根据恶性肿瘤的种类、类型和发展阶段采取与同类普通肿瘤相同的方法积极治疗。

（3）定期复查。

（六）预　防

（1）建立健全健康监护制度，对接触电离辐射的劳动者要定期体检筛查，做到早发现、早诊断、早治疗。建立健全个人健康档案，准确评估劳动者的辐射剂量。

（2）加强劳动者的职业卫生安全教育,做好个人防护。尽量缩短从事放射性工作时间，远离放射源，以达到减少受照剂量的目的。

（3）养成良好的生活习惯，注重生活规律，心情愉快，劳逸结合。积极锻炼身体，注意饮食保健，增加食物中蔬菜、瓜果的摄入量，以增强机体的防癌抗癌的能力。

第七章　职业卫生个体防护工具

第一节　个体防护装备的技术要求

个体防护装备是指人们在生产和生活中为防御各种职业毒害和伤害而在劳动过程中穿戴和配备的各种用品的总称，也称为个人劳动防护用品，在某种意义上，它是劳动者防止职业毒害和伤害的最后一项有效措施。因此在生产劳动过程中，它是必不可少的生产性装备，用人单位或业主必须按国家有关规定提供必需的防护用品，不得任意削减，劳动者要按照劳动防护用品使用规则和防护要求正确使用劳动防护用品。

一、个体防护装备的分类

个体防护装备按人体防护部位可划分为如下 10 大类：

1. **头部护具类**

头部护具是用于保护头部以防撞击、挤压伤害的护具。主要产品有塑料安全帽、橡胶矿工安全帽、玻璃钢安全帽、胶纸安全帽、防寒安全帽、竹编安全帽等。

2. **呼吸护具类**

呼吸护具按防护用途分为防尘、防毒和供氧三类；按作用原理分为净化式、隔绝式两类。呼吸防护用品是预防肺尘埃沉着病和职业中毒等职业病的重要用具，主要产品有自吸过滤式防尘口罩、过滤式防毒面具、氧气呼吸器、自救器、空气呼吸器、防微粒口罩等。

3. **眼（面）护具类**

眼（面）护具是用于保护作业人员的眼（面）部的护具，以防止异物、紫外光、电磁辐射、酸碱溶液的伤害。主要产品有焊接护目镜和面具、炉窑护目镜和面具、防冲击眼护具、防微波眼镜、防 X 射线眼镜、防化学（酸碱）眼罩、防尘眼镜等。

4. 听力护具类

听力护具是降低噪声保护听力的有效用具。主要产品有耳塞、耳罩和防噪声帽等品种。

5. 防护手套类

防护手套用来保护作业人员的手和臂。主要产品有耐酸碱手套、电工绝缘手套、焊工手套、防 X 射线手套、耐温防火手套及各种套袖等。

6. 防护鞋类

防护鞋用来保护作业人员的足部免受各种伤害。目前我国防护鞋的产品有耐高温鞋、绝缘鞋、防静电鞋、导电鞋、耐酸碱鞋、耐油鞋、工矿防水鞋、防刺穿鞋等品种。

7. 防护服类

防护服用来保护生产者免受作业环境的物理、化学和生物因素的伤害。它分为特殊防护服和一般作业服两类。特殊防护服产品有阻燃防护服、防静电工作服、防酸工作服、带电作业屏蔽服、防 X 射线工作服、防寒服、防水服、防微波服、潜水服、防尘服等。

8. 护肤用品类

护肤用品用来保护劳动者裸露的皮肤。这类产品分为护肤膏和洗涤剂。前者在整个劳动过程中使用，后者在皮肤受到污染后使用。

9. 防坠落护具类

防坠落护具可保护高处作业人员防止坠落事故的发生。这类护具分为安全带和安全网两类。安全带产品分为围杆作业安全带、悬挂安全带和攀登安全带三类。安全网产品分为平网、立网两类。

10. 其他防护用品

其他防护用品有水上救生圈、救生衣等。个人防护装备的门类品种繁多，涉及面广，正确选用是保证劳动者安全、健康的前提。首先应根据工作环境和性质确定作业类别，并详细了解作业过程中可能出现的职业性危害因素，同时结合生产厂家提供的产品性能数据等来选用个人防护用具。应选购有生产许可证、安全鉴定证的个人防护装备。在我国，生产的特种防护装备中，已有安全帽、安全带、安全网、防尘口罩、过滤式防毒面具和过滤罐、焊接护目镜和面罩、防冲击眼护具、阻燃防护服、防静电工作服、防酸工作服、保护足趾安全鞋（皮安全鞋和胶面防砸安全靴）、防静电鞋、导电鞋、耐酸碱鞋（靴）、绝缘皮鞋、低压绝缘胶鞋、防刺穿鞋等产品实行生产许可证制。这些产品的生产没有许可证不得生产，而且必须在产品上贴有"安全鉴定证"。

二、个体防护装备的技术标准

个体防护用品有一定的使用期限，具体可根据不同作业工种对产品的磨蚀、产品使用过程中防护功能的降低受损以及耐用情况确定。当符合下述条件之一时，个人防护装备应予报废，不得继续作为个人防护装备使用：① 不符合国家标准、行业标准或地方标准；② 未达到上级安全生产监督管理机构根据有关标准和规程所规定的功能指标；③ 在使用或保管期内遭到损坏或超过有效使用期，经检验未达到原规定的有效防护功能最低指标。

劳动防护用品的作用，是使用一定的屏蔽体、过滤体、系带或浮体，采取阻隔、封闭、吸收、分散、悬浮等手段，保护人员肌体的局部或全部免受外来的侵害。因此，劳动防护用品首先应穿着舒适，便于操作，不影响工作效率，在满足防护功能的条件下，尽量使其外观优美大方。其次必须选用优质的原材料制作，其质量必须符合国家或地方规定的技术（产品）标准。此外，劳动防护用品本身不得损害佩戴者的身体器官。对劳动保护用品的产品质量指标和技术条件，国家制定了有关标准，如安全帽、防静电工作服、防护鞋通用技术条件，焊接眼面防护具、劳动防护手套通用技术条件，安全带、劳动护肤剂通用技术条件，过滤式防毒面具通用技术条件，过滤式防微粒口罩、自吸过滤式防尘口罩通用技术条件等。

对于特种防护服，目前尚未有国家技术（产品）标准，暂执行相应的地方技术（产品）标准。在防护服中，使用最普遍的是防机械外伤服，主要是起屏蔽作用。国家标准要求在结构设计上尽可能避免有松散部位，并做到"三紧"（领口紧、下摆紧、袖口或裤角紧），以防刮绞造成伤害。同时，要求服装的面料必须具有一定的耐磨强度、裂断强度和抗撕强度等主要力学性能。服装的缝合部位能承受一定的拉力，对其施加拉伸载荷 29.4 N 时，缝合部位应无脱线、断线现象。对于特殊用途的防护服，如防静电、防酸碱、阻燃及隔热服等除应满足于上述技术要求外，其特殊防护功能还要符合相应的技术（产品）标准的要求。

第二节 头部防护装备

在生产劳动过程中，头部可能受到物体打击、高处坠落、机械性损伤以及污染毛发（头皮）等方面的伤害。头部防护装备有安全帽、防护头罩和工作帽等三类。

一、安全帽

（一）安全帽的防护作用

在生产劳动中，意外的坠落物伤及人体的事故时有发生。坠落物对人体的伤害主要是由加速度冲击力引起。冲击事故一旦发生，受伤部位概率的最大首先是头部。头部是人体神经中枢所在，其头盖骨最薄处仅 2 mm 左右。头部一旦受外力冲击，就可能引起脑震荡、颅内出血、脑膜挫伤、颅骨损伤等严重伤害，从而造成人体机能障碍，轻则致残，重则危及生命。所以，对作业场所内工作人员的头部必须加以保护。而头部防护的重要用品就是安全帽。安全帽的防护作用就在于：当作业人员受到坠落物、硬质物体的冲击或挤压时，安全帽可起到减轻冲击力的防护作用，消除或减轻其对人体头部的伤害。在冲击过程中，即从坠落物接触头部开始的瞬间，到坠落物脱离开帽壳，安全帽的各个部件（帽壳、帽衬、插口拴绳、缓冲垫等）首先将冲击力分解，然后通过各个部分的弹性变形、塑性变形和合理破坏吸收大部分冲击力，使最终作用在人体头部的冲击力小于 4 900 N（人体颈椎骨最大受力），从而起到保护作用。安全帽的这一性能叫冲击吸收性能，是判定安全帽合格与否的重要指标之一。

（二）安全帽的结构

安全帽主要由帽壳和帽衬两大部分组成，如图 7-1 所示。帽壳多采用椭圆或半圆拱形结构，表面连续光滑，可使物体坠落到帽壳上后易滑脱。顶部一般设有加强筋，以提高抗冲击强度。

冲击过程中允许帽壳产生少量变形，但不能触及头顶。帽壳外形不宜采用平顶形式。平顶不易使坠落物滑脱，冲击过程中顶部变形大，易产生触顶。帽壳包括帽舌、帽檐、顶筋、透气孔、插座等。帽舌为帽壳前缘伸出的部分，位于眼睛上部，尺寸为 10～70 mm。帽檐是除帽舌外帽壳向外伸出的部分，尺寸

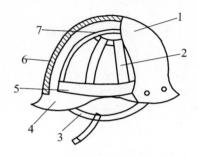

图 7-1 安全帽结构示意图

1—帽体；2—帽衬；3—系带；4—帽舌；5—帽衬环形带；
6—吸收冲击内衬；7—帽衬顶带

为 0～70 mm，向下倾斜度为 20°～60°。帽舌和帽檐有防止碎渣、淋水流入颈部和防止阳光直射眼部的功能。顶筋是帽壳顶部凸起的部分，用来增强安全帽的抗冲击强度，使帽壳受冲击后不致因变形太大而触顶。帽壳两侧的透气孔用于散热，一般情况下，透气孔的总面积不应少于 400 mm²，特殊用途的不受此规定限制。电业用安全帽不允许有透气孔。插座是连接帽壳和帽衬的重要部分，当安全帽受到外力冲击时，通过插座可将冲击力传递和分解到帽衬上。帽衬是帽壳内部部件的总称，包括帽箍、顶带、护带、吸汗带、衬垫、下颏带及拴绳等。帽衬在受冲击过程中起主要的缓冲作用。帽衬材料的好坏，结构的合理性与协调程度，直接影响安全帽的冲击吸收性能。所以帽衬的结构设计、材料选择十分重要。帽箍是绕头围部分起固定作用的带圈，按帽箍长度分为 1、2、3 等三种型号，尺寸依次为 611～660 mm、570～610 mm、510～569 mm。顶带是帽衬与头部接触的衬带。顶带在受冲击过程中将冲击力均匀地分布于头顶部。护带位于顶带上部，起保护作用。当顶带因受冲击力破断时，护带与头部接触起顶带作用，防止帽壳与头顶直接接触，是保护头部不受冲击伤害的第二道防线。当顶带具有足够的强度时可以不加护带。后箍是箍紧后枕骨的带子，与帽箍连为一体，起固定作用，可以调节，使安全帽佩戴后不易脱落。下颏带是系紧安全帽的带子，作用与后箍相同，使帽子佩戴后不易脱落。帽衬主要由塑料、化纤织带、棉织带制成。常见的塑料帽衬结构为单层六根和双层六根结构。帽壳与帽衬使用插合方式连接的称为插接，帽壳与帽衬采用铆钉铆合方式的称为铆接，采用拴绳连接的称为拴接。采用何种材料、何种结构、何种连接方式，无统一规定，依使用者的需求、生产者的技术水平和设备条件，在不影响安全性能的前提下，可以自主决定安全帽的材料和结构形式。图 7-2 所示为一些不同外壳形状的安全帽。

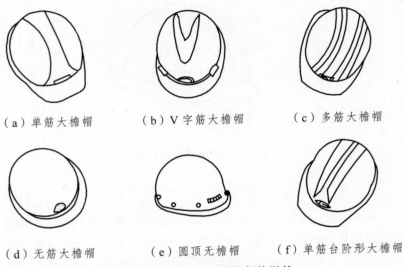

（a）单筋大檐帽　　　　　（b）V字筋大檐帽　　　　　（c）多筋大檐帽

（d）无筋大檐帽　　　　　（e）圆顶无檐帽　　　　　（f）单筋台阶形大檐帽

图 7-2　安全帽外壳设计的各种形状

（三）安全帽的技术性能要求

技术性能是指安全帽的预防性能，这是判定安全帽产品合格与否的重要指标。国家标准《安全帽试验方法》中规定了安全帽产品应达到的基本技术性能要求和特殊性能要求。这些性能要求是产品必须达到的指标，无论是生产者、使用者还是营销者，都应以此为依据判定安全帽是否可以生产、使用和销售。

1. 冲击吸收性能

冲击吸收性能是指安全帽在受到坠落物冲击时对冲击能量的吸收能力。较好的安全帽在冲击吸收过程中能将所承受的冲击力吸收 80% ~ 90%，使作用到人体上的冲击力降到最低，以达到最佳的保护效果。冲击吸收指标的制定是以人体颈椎面能够承受的最大冲击力为依据的。世界各国包括国际标准对冲击吸收性能的要求是一致的，均规定 5 kg 钢锤自 1 m 高度自由落下，冲击到戴在木制头模上的安全帽顶部，冲击力应小于 4 900 N。在没有吸收的情况下冲击力一般在 22 246 N 左右，这就要求安全帽具有足够的强度和良好的缓冲效果。具体检验方法可查阅《安全帽试验方法》国家标准。

2. 耐穿刺性能

耐穿刺性能是指安全帽受到带尖角坠落物冲击时的抗穿透能力。这是对帽壳强度的检验。这就要求帽壳材料具有较高的强度和韧性，使安全帽在受到尖锐坠落物冲击时不会因帽壳太软而穿透，也不会因帽壳太脆而破裂，以防坠落物扎伤人体头部。该性能一般采用 3 kg 的钢锥从 1 m 高度自由或加速向下落穿刺安全帽的方法来进行测试，以钢锥不与头模接触者为合格。具体检验方法同样可依据《安全帽试验方法》。

对一般作业安全帽而言，在其尺寸、质量、标识等方面均达到国家标准要求的前提下，冲击吸收性能和耐穿刺性能两项都合格者判为合格产品，两项之中有一项不合格则判为不合格产品。

3. 特殊技术性能要求

在某些特殊环境中进行生产作业时，除符合上述两项性能要求外，安全帽根据不同作业场所的要求还应具备相应的防护性能，如电力作业要求电绝缘性能，有火源作业场所需要阻燃性能，坑道及森林采伐作业场所需要侧向刚性，易燃易爆作业场所需要抗静电性能等。这些性能的检验方法在《安全帽试验方法》标准中也都有具体规定。特殊作业场所使用的安全帽在达到基本技术性能要求的条件下，特殊技术性能也符合要求者判为合格产品，否则为不合格。

4. 尺寸和质量要求

安全帽的尺寸要求有 10 项，分别为帽壳内部尺寸、帽舌、帽檐、帽箍、垂直间距、佩戴高度和水平间距等。其中垂直间距和佩戴高度是安全帽的两个重要尺寸。垂直间距是安全帽佩戴时头顶与帽顶之间的垂直距离，塑料衬为 25～50 mm，棉织或化纤带衬为 30～50 mm。佩戴高度是安全帽在佩戴时，帽箍底边至头顶部的垂直距离，应为 80～90 mm。垂直间距太小，直接影响安全帽的冲击吸收性能；佩戴高度太大直接影响安全帽佩戴的稳定性。任何一项不符合要求，都将直接影响安全帽的防护作用。安全帽的整体质量在保护良好的技术性能的前提下越轻越好，以减轻佩戴者头颈部的负担。小檐、中檐和卷檐安全帽的总质量不应超过 430 g，大檐安全帽不应超过 460 g，防寒帽不应超过 690 g（均不包括附件）。

5. 外观和颜色要求

安全帽的外观应平整、光滑，无毛刺、飞边，式样美观。安全帽的颜色可以根据不同工种和不同作业场所的背景环境（包括机器、设备等）需要，分别采用浅显醒目韵白、红、黄等颜色，便于引起高空作业人员及其他在场作业人员的注意和识别。

（四）安全帽的选购和使用

安全帽属国家特种防护用品工业生产许可证管理的产品。具备以下 4 项永久性标记的安全帽产品是有关部门认为合格出售的产品：① 企业名称、商标、型号；② 制造年、月；③ 出厂合格证和安检证；④ 生产许可证编号的标记等。选择安全帽时，一定要选择符合国家标准规定、标志齐全、经检验合格的安全帽。使用者在选购安全帽产品时还应检查其近期检验报告。近期检验报告由生产厂家来提供。并且要根据不同的防护目的选择不同的品种。例如，带电作业场所的作业人员，就应选择 T4 类电绝缘性能检验合格的安全帽，否则就起不到防护的作用。

使用安全帽时，首先要了解安全帽的防护性能、结构特点，并掌握正确的使用和保养方法，否则，就会使安全帽在受到冲击时起不到防护作用。据有关部门统计，坠落物伤人事故中 15% 是因为安全帽使用不当造成的。所以，不能认为戴上安全帽就有了安全伞，就可使头部不受伤害。因此，在使用过程中一定要注意以下问题：

（1）使用前要检查安全帽上是否有裂纹、碰伤痕迹、凹凸不平、磨损（包括对帽衬的检查），安全帽上如存在影响其性能的明显缺陷就应及时报废，以免影响防护作用。

（2）不能随意在安全帽上拆卸或添加附件，以免影响其原有的防护性能。

（3）不能随意调节帽衬的尺寸。安全帽的内部尺寸如垂直间距、佩戴高度、水平间距，标准中是有严格规定的，这些尺寸将直接影响安全帽的防护性能，使用者不能随意调节，否则，落物冲击二发生，安全帽会因佩戴不牢或因冲击触顶而起不到防护作用，直接伤害佩戴者。

（4）使用时一定要将安全帽戴正、戴牢，不能晃动，要系紧下颌带，调节好后箍，以防安全帽脱落。

（5）不能私自在安全帽上打孔，不要随意碰撞安全帽，不要将安全帽当板凳坐，以免影响其强度。

（6）受过一次强冲击或做过试验的安全帽不能继续使用，应予以报废。

（7）安全帽不能放置在有酸、碱、高温、日晒、潮湿或有化学试剂的场所，以免其老化或变质。

（8）应注意使用在有效期内的安全帽。塑料安全帽的有效期为 2 年半，植物枝条编织的安全帽有效期为 2 年，玻璃钢（包括维纶钢）和胶质安全帽的有效期为 3 年半。超过有效期的安全帽应报废。

二、工作帽

工作帽主要是对头部，特别是头发起到保护作用，故也称为护发帽。工作帽对头发主要起两种防护作用。二是可以保护头发不受灰尘、油烟和其他环境因素的污染；二是可以避免头发被卷入转动着的传动链、传动带或滚轴里等。另外，工作帽还可以起到防止异物进入颈部的作用。例如，炼钢工人和铸造工人佩戴的工作帽，帽体上有一个长的披肩，不但能够对头发起到防护作用，而且也可以防止钢花飞溅时落入颈部，使工人免遭烫伤。工作帽一般要求帽体美观大方，佩戴舒适，凉爽轻巧。帽体上设一个较长的帽舌，可以阻挡阳光对眼睛的直射。帽舌的另一个作用是在工人精力不集中，头部有与机器等相碰的危险时，帽舌可先于人的头部碰到运动中的物体，使人警觉起来。

工作帽一般用经久耐用的纤维织物制作，样式不宜过于复杂，要容易洗涤熨烫。工作帽的大小最好可以随意调节，以适合各种头型的人戴用。选用工作帽时，要根据自己的工作性质和实际需要进行选择。使用时一定要持之以恒，帽体一定要戴正；要把头发全部罩在帽中，以免头发露在外面而降低防护作用。

三、防尘帽

防尘帽也叫防尘头罩，通常由头罩、披肩组成。在作业环境不是很恶劣的场所，防尘帽通常与防尘眼镜和防尘口罩配合使用，其目的是防止粉尘进入。防尘帽面料的选择范围比较广泛，可以根据企业的经济情况，选择不同档次的纯棉或化纤面料。

第三节　呼吸器官防护装备

呼吸护具按防护用途分为防尘、防毒和供氧三类；按作用原理分为净化式、隔绝式两类。呼吸防护用品是预防尘肺和职业中毒等职业病的重要产品。主要产品有自吸过滤式防尘口罩、过滤式防毒面具、氧气呼吸器、自救器、空气呼吸器、防微粒口罩等。

一、自吸过滤式防尘口罩

这种口罩是靠佩戴者的呼吸力量克服部件的阻力，用于防尘的一种净气过滤式呼吸防护器，包括自吸过滤式简易防尘口罩和自吸过滤复式防尘口罩。简易防尘口罩分为无呼气阀和有呼气阀两种。前者吸气和呼气都通过滤料进行，如图 7-3（a）所示；后者吸气和呼气分开，如图 7-3（b）所示。复式防尘口罩由滤尘盒、呼气阀和吸气阀、头带、半面罩等组成，其吸气和呼气有分开的通道，如图 7-3（c）所示。

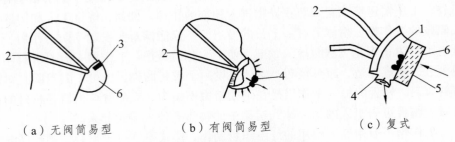

　　（a）无阀简易型　　　　　（b）有阀简易型　　　　　（c）复式

图 7-3　自吸过滤式防尘口罩

1—面罩底座；2—头带；3—调节阀（可选）；4—呼气阀；5—吸气阀；6—滤料（过滤器）

　　防尘口罩的作用就是要阻止粉尘吸入，因此口罩的选择主要是考虑其阻尘效率，尤其是对 5 μm 以下的呼吸性粉尘的阻隔效率。这主要和口罩滤料的以下主要性能有关：

　　1. 滤料的纤维细度

　　以纤维直径的大小表示，单位为微米。一般用于防尘口罩的滤料纤维直径，以小于 5 μm 为好，现在常用的丙纶超细纤维的直径为 4.0 μm，过氯乙烯超细纤维滤料的纤维直径小于 2 μm。纤维的细度与阻尘效率成正相关，即纤维越细，阻尘效率越高。

　　2. 滤料的组织结构

　　与滤料的制作工艺有关，目前合成纤维无纺滤料的成形工艺主要有针刺法、直接喷射法、黏结法、热熔法等。而多采用热熔喷射成形法，并且用这种方法可以采用两种或两种以上的不同纤维材料复合成形，提高阻尘效率，又比较松软，透气性能好。

　　3. 滤料的荷电性

　　滤料带静电量的大小与阻尘效率成正相关性，即静电荷量越大，阻尘效率越高。

　　由此，当粉尘通过滤料时主要受到 4 种阻止作用：① 若其粒径大于滤料纤维间的空隙时，粉尘碰撞在滤料表面，由于惯性和力的反作用而改变方向，沉降和黏附在滤料的表层，此即碰撞截留；②滤料纤维上有毛刺，当粉尘经过滤料时，被纤维上的毛刺勾住，阻止粒子穿透，此即勾住效应；③多层过滤滤料是由超细纤维互相搭接编织成网，而且是多层次的"三维结构"，当粉尘通过滤料时被层层截留；④滤料带有静电荷，对相当极性的粉尘粒子会产生排斥作用，面对异性粉尘粒子则产生吸附作用以捕捉粉尘，此即静电效应。

对自吸过滤式防尘口罩，在其使用材料、结构、过滤效率（阻尘效率）、呼吸阻力、呼气阀的气密性、泄漏率、视野、死腔、系带连接强度、质量等方面都有严格的技术要求，详情可参考有关国家标准或规范。

二、自吸过滤式防毒面具

这种防毒面具是靠佩戴者自身的呼吸为动力，将污染的空气吸入到过滤器中，经净化后的无毒空气供人体呼吸。根据结构不同，可分成导管式防毒面具和直接式防毒面具两类。前者又称隔离式防毒面具，是由将眼、鼻和口全遮盖住的全面罩、滤毒罐和导气管等部件组成，如图 7-4 所示；后者由全面罩或半面罩直接与滤毒罐（小型）或滤毒盒相连接，如图 7-5、图 7-6 所示。小型滤毒罐质量为 300 g，中型滤毒罐质量为 300 ~ 900 g，大型滤毒罐质量为 900 ~ 1 400 g，滤毒盒质量为 200 g。

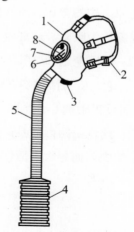

图 7-4　隔离式防毒面具

1—面罩；2—头部系带；3—排气阀；4—吸收罐；5—导管；
6—吸气罐；7—隔障；8—目镜

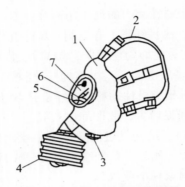

图 7-5　直接式全面罩防毒面具

1—面罩；2—头部系带；3—排气阀；
4—小型滤毒罐；5—吸气阀；
6—隔障；7—目镜

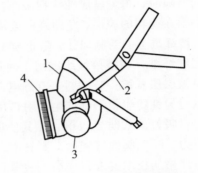

图 7-6　直接式半面罩防毒口罩

1—面罩；2—头部系带；3—排气阀；
4—滤毒盒

自吸过滤式防毒面具是靠过滤罐或过滤盒将空气中的污染物净化为清洁的空气供人体呼吸。根据过滤罐（盒）中充填的材料，防毒原理如下。

1. 活性炭吸附

活性炭是用木材、果实和种子烧成的炭，再经蒸气和化学药剂处理制成。这种活性炭是具有不同大小孔隙结构的颗粒，当气体或蒸气在活性炭颗粒表面或微孔容积内积聚时，这种现象称为吸附。这种吸附是逐渐进行的，直到气体或蒸气充填活性炭的微孔容积，即完全饱和，气体和蒸气才可以穿透活性炭床层（即厚度）。有人研究得出结论，认为活性炭在起始阶段不发生吸附质（气体或蒸气）穿透，只有一定时间后吸附剂（活性炭）达到完全饱和，吸附质（气体或蒸气）才于瞬间完全穿透。这就是防毒面具的过滤罐（盒）充填活性炭起防护作用的原理。活性炭孔隙的内表面越大，活性越大，吸附毒气和蒸气效率也越高。

2. 化学反应

这是指用化学吸收剂与有毒气体和蒸气产生化学反应净化空气的方法。根据不同的毒气和蒸气采用不同的化学吸收剂，产生分解、中和、配合、氧化或还原等反应，详见表7-1。

表 7-1　化学吸附剂与毒气（蒸气）的主要化学反应

吸收毒气和蒸气的化学反应	毒气和蒸气	吸收剂
遇水分解和中和加水分解的产物	酸性毒气和蒸气、酸蒸气、卤酸酐等	苛性碱、碱金属氧化物和弱酸碱性盐
用酸性吸收剂中和	氨	酸、弱酸性、弱碱和强酸的盐
吸收和产生配合物	氢酸及其衍生物、氨	氢氧化物、重金属盐
氧化和中和氧化物	砷化合物、一氧化碳、氢酸和硫化氢	过氧化物、酸和盐
还　原	卤化物、氯和溴	硫代硫酸盐、亚硫酸盐、重金属低价盐

3. 催化作用

例如，用霍加拉特为催化剂将一氧化碳变成二氧化碳的过程，一氧化碳变成二氧化碳的催化反应发生在霍加拉特的表面上。当水蒸气与霍加拉特作用时，其活性降低，降低的程度取决于一氧化碳的温度和浓度大小。温度越高，水蒸气对霍加拉特的影响越小。因此，为了防止水蒸气对霍加拉特的作用，在一氧化碳防毒面具中，用干燥剂来防湿，把霍加拉特置于两层干燥剂之间。

国标《过滤式防毒面具通用技术条件》中就自吸过滤式防毒面具的面罩、滤毒罐、导气管、面具部件的连接、制作材料等方面作了诸多技术规定。

三、隔离式呼吸器

隔离式呼吸器又分为送风式和携气式两类。送风式有电动送风、手动送风和自吸式长管呼吸器等三种；携气式有空气呼吸器和氧气呼吸器两种。

（一）送风式防毒面具

1. 手动送风机呼吸器

它由全面罩、吸气软管、背带和腰带、空气调节袋、导气管和手动风机等部件组成，如图 7-7 所示。手动送风呼吸器的特点是不需要电源，送风量与转数有关；面罩内由于送风形成微正压，外部的污染空气不能进入面罩内。手动送风呼吸器在使用时，应将手动风机置于清洁空气场所，保证供应的空气是无污染的清洁空气。由于手动风机需要人力操作，体力强度大，需要两人一组轮换作业。

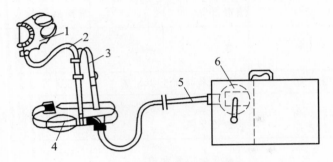

图 7-7　手动送风机呼吸器

1—全面罩；2—吸气软管；3—背带和腰带；4—空气调节袋；5—导气管；6—手动风机

2. 电动送风机呼吸器

它由全面罩、吸气软管、背带和腰带、空气调节袋、流量调节器、导气管、风量转换开关、电动送风机、过滤器和电源线等部件组成。电动送风机呼吸器结构示意如图 7-8 所示。电动送风机呼吸器的特点是使用时间不受限制。

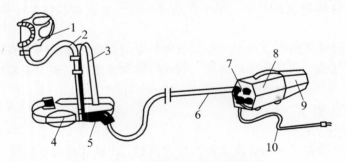

图 7-8　电动送风机呼吸器

1—全面罩；2—吸气软管；3—背带和腰带；4—空气调节袋；5—流量调节器；6—导气管
7—风量转换开关；8—电动送风机；9—过滤器；10—电源线

这种呼吸器供气量较大，可以供 1～5 人使用，送风量依人数和导气管长度而定。电动送风机呼吸器有防爆型和非防爆型两类，使用时应将风机放在清洁和含氧量大于 18% 的地点。非防爆型不能用于有甲烷气体、液化石油气及其他可燃气体浓度可能超过爆炸极限的危险场所。

3. 自吸式长管呼吸器

它由面罩、吸气软管、背带和腰带、导气管、空气输入口（过滤器）和警示板等部分组成，如图7-9所示。这种呼吸器的特点是，将导气管的一端固定于空气新鲜无污染的场所，而另一端与面罩连接，依靠佩戴者自己的肺动力（呼吸肌的收缩），将清洁的空气经导气管、吸气软管吸进面罩内。

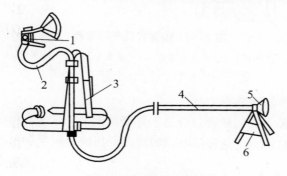

图 7-9　自吸式长管呼吸器
1—面罩；2—吸气软管；3—背带和腰带；4—导气管；
5—空气吸入口（过滤器）；6—警示板

由于这种呼吸器靠的是佩戴者自身的肺动力，因此在呼吸的过程中不能总是维持面罩内为微正压。如在面罩内压力下降为微负压时，就有可能造成外部污染的空气进入面罩内。所以，这种呼吸器不宜在毒物危害大的场所使用。此外，导气管的长度不宜太长，阻力在 30 L/min 时为 186～196 Pa。导气管（软管）的阻力大小与长度、管的直径和内壁状况（如光滑）等有关。

（二）压气式呼吸器

这是由空气压缩机或高压空气瓶经压力调节装置将高压降为中压后，把气体通过导气管送到面罩供佩戴者呼吸的一种保护用品，主要有恒量式、供给式和复合式等 3 种。

1. 恒量式压气呼吸器

它将来自压缩空气管道或高压空气瓶或空气压缩机的空气，通过空气导管、吸气软管送到面罩供佩戴者使用。设有流量调节装置，可以根据需要调节送气量。还装有过滤压缩空气中的粉尘和油雾的过滤器，如图7-10所示。

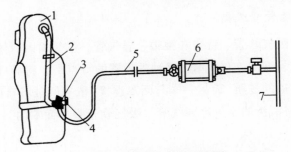

图 7-10　恒量式压气呼吸器

1—防护罩；2—吸气软管；3—流量调节装置；4—腰带；
5—导气管；6—过滤器；7—压缩空气管

2. 供给式压气呼吸器

它由面罩、肺力阀、软管接合部、背带和腰带、导气管和空气压缩机等部分组成，如图 7-11 所示。这种呼吸器的特点是用肺力阀根据佩戴者呼吸的需要量来调节送气量。

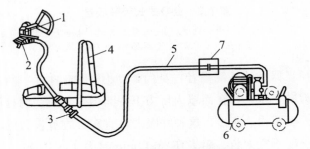

图 7-11　供给式压气呼吸器

1—面罩；2—肺力阀；3—软管接合部；4—着装带（背带和腰带）；
5—导气管；6—空气压缩机；7—过滤器

3. 复合式压气呼吸器

它有两个高压空气容器瓶，当由于某种原因发生中断送气时，能将供气源换成小型高压空气容器，通过肺内阀吸入压缩空气。

（三）自给式呼吸器

这类呼吸器是自带气源的呼吸防护装备。

1. 自给式空气呼吸器

这类呼吸器可分为正压式和负压式两类，用于抢险作业救援的分别用 RPP

和 RNP 标记，用于逃生自救的分别用 EPP 和 ENP 标记。其型号标志不同，储气量不同。型号标志为 6、8、12、6、20、24 时，其额定储气量分别为 600 L、600 ~ 800 L、800 ~ 1 200 L、1 200 ~ 1 600 L、1 600 ~ 2 000 L、2 000 ~ 2 400 L。

　　自给式空气呼吸器通常由高压空气瓶、输气管、面罩等部件组成。使用时，压缩空气经调节阀由瓶中流出，通过减压装置将压力减到适宜的压力供佩戴者使用。通常高压空气瓶的压力由 1.47×10^7 Pa 减到 $2.94 \times 10^2 ~ 4.9 \times 10^5$ Pa。人体呼出的气体从呼气阀排出。根据供气方式不同，空气呼吸器分成动力型和定量型（又称恒量型）。动力型是以肺部呼吸能力供给所需空气量，而定量型是在单位时间内定量地供给空气。定量型空气呼吸器又有两种产品，一是适用于气态的环境，另一种是适用于液态的环境。图 7-12 所示为适用于液态环境的定量型空气呼吸器结构示意图。国标《自给式空气呼吸器》中就空气呼吸器的气密性、面罩性能、报警器性能、流量、呼吸阻力、耐高温性、耐低温性、结构、材料等方面进行了严格的技术规定。

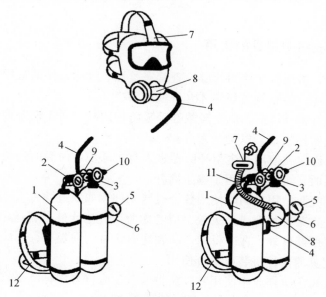

图 7-12　用于液态环境的定量型空气呼吸器

1—压缩空气钢瓶；2—钢瓶阀；3—减压器；4—中压连接管；5—压力计；6—压力计管；
7—面具；8—定量阀；9—警报装置；10—备用阀；11—呼吸软管；12—背带

2. 氧气呼吸器

　　这是由佩戴者自行携带高压氧气、液氧或化学药剂反应生成氧气作为气源的一类呼吸器。所有的氧气呼吸器应包括以下组成部件：

一个全面罩或一副口鼻罩和鼻夹；一个呼吸软管或压力软管或导管；一条背带或其他将装置固定在佩戴者身上的装置；一个呼吸袋；一个氧气瓶、容器或罐等。高压氧气呼吸器除了上述部件外，还必须有以下部件：一个气体需量阀；一个或几个气瓶阀；一只压力计或压力显示器；一个隔离阀；一个溢流阀（单一需气型选用）；一个连续流量阀或其保证氧气流量的装置；一个连续流量的减压阀（用于单一需气型）；二氧化碳吸收剂等。液氧呼吸器除了氧气呼吸器所需要的部件外，还必须有吸气阀和呼气阀、二氧化碳吸收剂和溢流阀。化学生氧呼吸器除了氧气呼吸器所需要的部件外，还必须有一个显示器和一个溢流阀。

隔绝式正压氧气呼吸器在产品基本参数、气密性和零部件等方面应符合相应的技术规范要求。

四、呼吸防护用具使用和维护要点

（一）呼吸防护用具的使用

（1）呼吸防护用具在使用前应检查其完整性、过滤元件的适用性、电池电量、气瓶气量等，符合有关规定才允许使用。

（2）进入有害环境前，应先佩戴好呼吸防护用具。对于密合型面罩，使用者应做佩戴气密性检查，以确认密合。

（3）不允许单独使用逃生型呼吸器进入有害环境。而当所处的有害环境有逃生型呼吸器时，可戴上它用于逃生离开。

（4）若呼吸防护用具同时使用数个过滤元件（如双过滤盒），应同时更换；若新过滤元件在某种场合迅速失效，应考虑所用过滤元件是否适用。

（5）除通用部件外，在未得到产品制造商认可的前提下，不应将不同品牌的呼吸防护用具的部件拼装或组合使用。

（6）在缺氧危险作业中使用呼吸防护装备，应符合国标《缺氧危险作业安全规程》的规定。

（7）在立即威胁生命和健康的环境下使用时，若空间允许，应尽可能由两人同时进入危险环境作业，并配备安全带和救生索；在作业区外至少应留一人与进入人员保持有效联系，并应备有救生和急救设备。

（8）在低温环境下使用时，全面罩镜片应具有防雾或防霜的能力；供气式呼吸器或携气式呼吸器使用的压缩空气或氧气应干燥；使用携气式呼吸器应了解低温环境下的操作注意事项。

（9）供气式呼吸防护用具使用前应检查供气气源的质量，气源不应缺氧，空气污染浓度不应超过国家有关的职业卫生标准或有关的供气空气质量标准；供气管接头不允许与作业场所其他气体导管接头通用；应避免供气管与作业现场其他移动物体相互干扰，不允许碾压供气管。

（二）呼吸防护用具的维护

（1）对携气式呼吸器，使用后应立即更换用完的或部分使用的气瓶或呼吸气体发生器，并更换过滤部件。更换气瓶时不允许将空气瓶与氧气瓶互换。

（2）使用者不得自行重新装填过滤式呼吸防护用具的滤毒罐或滤毒盒内的吸附过滤材料，也不得采取任何方法自行延长已经失效的过滤元件的使用寿命。

（3）个人专用的呼吸防护用具应定期清洗和消毒。非个人使用的呼吸防护用具，每次用后都应清洗和消毒。

（4）不应清洗过滤元件，对可更换过滤元件的过滤式呼吸防护用具，清洗前应取下过滤元件。

（5）若需使用广谱清洗剂消毒，在选用消毒剂时，特别是需要预防特殊病菌传播的情形，应先咨询呼吸防护装备生产者和工业卫生专家。应特别注意消毒剂生产者的使用说明。

（6）呼吸防护用具应储存在清洁、干燥、无油污、无阳光直射和无腐蚀性气体的地方；若不经常使用，应将其放入密封袋内储存。储存时应避免面罩变形，且防毒过滤元件不应敞口储存。

（7）所有紧急情况和救援使用的呼吸防护用具应保持待用状态，并置于管理、取用方便的地方，不得随意变更存放地点。

（8）在每次使用呼吸防护用具时，使用密合性面罩的人员应首先进行佩戴气密性检查，以确认使用人员面部与面罩之间有良好的密合性；若检查不合格，不允许进入有害环境。

第四节　眼、面部和听觉器官防护装备

眼部的防护主要用防护眼镜，它又有防异物的安全护目镜和防光的护目镜两种。前者是防御有害物伤害眼睛的产品，如防冲击眼护目镜和防化学药剂护

目镜等；后者是防御有害辐射线伤害的产品，如焊接护目镜和炉窑护目镜、防激光护目镜和防微波护目镜等。

面部防护主要用防护面罩，有安全型和遮光型两种。前者是防御固态的或液态的有害物体伤害眼面的产品，如钢化玻璃面罩、有机玻璃面罩、金属丝网面罩等；后者是防御有害辐射线伤害眼面的产品，如电焊面罩、炉窑面罩等。

听觉器官的防护主要用护耳器，它是避免噪声过度刺激人耳的器件。听力保护用品最常见的有耳塞和耳罩两类，其中耳塞又包括反复使用式和丢弃式两种。

一、眼部防护用具

1. 防冲击眼护具

防冲击眼护具用来防止高速粒子（大、小）对眼睛冲击的伤害。主要是大型切削、破碎、清砂、木工、建筑、开山、凿岩、各种机械加工等行业的工人使用。防冲击眼护具的种类较多，大体可分为眼镜、眼罩。每种又分为不同的形式。眼镜有普通眼镜和带侧护罩的眼镜；眼罩分为敞开式和密闭式。敞开式眼罩又有无边和有边的两种。使用的材料为无色透明的材料，可见光透过率在89%以上，镜片有一定强度，受外来冲击力不至于因异物冲击导致镜片破碎而造成眼睛伤害。材料有塑胶、有机玻璃、钢化玻璃及双层玻璃胶合片、金属丝网等。镜架采用不易燃烧的乙酸纤维制作。

对防冲击眼护具，有关规范对其视野、规格、结构、材料、镜片抗高强度冲击性能、光学性能等有严格的技术要求。

2. 焊接眼护具

焊接护目镜由镜架（镜框）、滤光片和保护片等部件构成。生产焊接护目镜应按国标《焊接眼面防护具》要求进行。其技术性能要求包括材料、结构、规格、视野、光学性能、非光学性能等多个方面。

二、面部防护用具

1. 焊接面罩

焊接防护面罩由观察窗、滤光片、保护片和面罩等部分组成，其产品应符合国标《焊接眼面防护具》的规定。按照国标《眼面护具通用技术条件》，焊接面罩分为手持式、头戴式、安全帽与面罩连接式、头盔式等形式。该类产品的技术要求包括材料、结构、质量及规格、滤光片和保护片性能、材料阻燃性能等方面。

2. 防热辐射面罩

防热辐射面罩由面罩和头罩组成。其产品应符合《炉窑护目镜和面罩》规范的规定。按其式样可分为头戴炉窑热辐射面罩、全帽面罩连接式和头罩式防热面罩等三种。

头戴炉窑热辐射面罩其面罩为有机玻璃制成，头带可用红钢纸板或塑料制成。全帽面罩连接式的有机玻璃面罩与安全帽前部用螺栓连接，可以上下掀动，不仅防热辐射，还防异物冲击和防头部伤害。头罩式防热面罩由面罩和头罩、披肩构成，有全封闭式和半封闭式两种。头罩式面罩的头罩和披肩应用阻燃面料制作，在有热辐射的环境应选白色或喷涂金属的材料制成，其反射热辐射性能较好。面罩若是全有机玻璃制成，应在表面镀金属或贴金属薄膜，以使反射热辐射的效果和隔热效果更好。观察窗的滤光片可用镀金属膜无机玻璃或镀膜有机玻璃制作。头罩式防热辐射面罩多用于有热辐射、火花飞溅的作业场所。

防热辐射面罩的产品性能应符合《炉窑护目镜和面罩》规范的规定。金属镀膜制作的面罩主要用来反射红外线辐射，屏蔽效率可达到98%。在炉前使用除降低辐射热外，还可保护眼免受异物的伤害。如果以有机玻璃为基片的镀膜片，可在有机玻璃片外再覆以一层普通无机玻璃片为保护片，以达到提高耐温性和抗摩擦性，能较长时间地在165 ℃以下环境作业。

三、听觉器官防护用品

一个好的听力防护用品，不论是耳塞还是耳罩，都应符合以下技术要求：与耳部的密合要好；能有效地过滤噪声；使用起来简便；与其他防护用品，如安全帽、口罩、头盔等能良好地配合使用；佩戴舒适，使用方便，外形美观，不影响通话，不遮掩危险声信号且经济耐用；必须经国家指定的监督检验部门进行检验，取得合格证后，方可批量生产。

（一）耳 塞

耳塞是插入外耳道内，或置于外耳道口处的护耳器。其产品质量应符合护耳器——耳塞的国标规定。

耳塞的种类按其声衰减性能分为防低、中、高频声耳塞和隔高频声耳塞。

按使用材料分为纤维耳塞、塑料耳塞、泡沫塑料耳塞和硅橡胶耳塞。

在对耳塞进行结构设计时，应考虑到在佩戴时容易放进和取出，使用时不容易滑脱失落，佩戴后无明显的痒、胀、疼痛和其他不舒适感。在造型上，应考虑到不能插入外耳道太深，与外耳道各壁应轻柔贴合密封；要使多数人可以佩戴，携带方便，为防失散，可以将两只耳塞用一条细绳连接；耳塞要求选用隔声性能好的材料，在一般使用情况下不易破损，强度、硬度和弹性适当，容易清洗、消毒；在恶劣环境中使用不易产生永久性变形、老化和破裂，与皮肤接触时必须无刺激性。在性能上，耳塞的声衰减量，应按国标《护耳器主观测量方法》中的规定进行测试，其值必须满足相关技术规定。

耳塞的优点是结构简单、体积小、质量轻、价廉、使用方便，对中、高频噪声有较好的隔声效果，而对低频噪声的隔声效果较差。它的缺点是当佩戴时间长或耳塞大小选用不当时，主观感觉不舒适，易引起耳道疼痛。

（二）耳　罩

这是由压紧每个耳廓或围住耳廓四周而紧贴在头上遮住耳道的壳体所组成的一种护耳器。耳罩壳体可用专门的头环、颈环或借助于安全帽或其他设备上附着的器件而紧贴在头部，如图 7-13 所示。头环是用来连接两个耳罩壳体，具备一定夹紧力的佩戴器件；耳罩壳体是用来压紧每个耳廓或围住耳廓四周而遮住耳道的具有一定强度和声衰减作用的罩壳；耳垫是覆在耳罩壳体边缘上和人头接触的环状软垫。

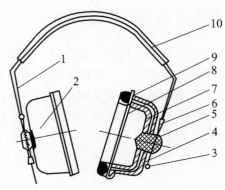

图 7-13　耳罩结构

1—头环；2、4—耳罩的左右外壳；3—小轴；5—橡胶塞；6—羊毛毡（吸声材料）；
7—泡沫塑料（吸声材料）；8—垫板；9—密封垫圈；10—护带

在耳罩的结构上，要求其头环需弹性适中，长短应能调节，佩戴时没有压痛或明显的不舒服感，高度应在 112 ~ 142 mm 之间可调，壳体必须能在相互垂直的两个方向上转动。耳垫必须是可更换的，接触皮肤部分应无刺激，且能经受消毒液的反复清洗。耳垫材料必须柔软，具有一定的弹性，以增加耳罩的密封和舒适性。

在耳罩的技术性能要求上，其声衰减量应按国标《护耳器主观测量方法》规定测得，其值必须符合相关规范要求。另在耳罩的夹紧力、抗疲劳性能、抗跌落性能、耐潮性能、耐腐蚀性能、耐高低温性能等方面也应满足相应技术标准要求。

（三）听力防护用品选择和使用要点

目前在耳塞类听力防护用品中，国际上较流行的是一种具有慢回弹性的泡沫制的耳塞，它具有携带存放方便、降噪效果好的优点，并且能适合不同人的耳道，佩戴时感觉舒适。耳罩类产品也向多样性发展，有的可以直接与安全帽配合使用，有的可防震，有的可折叠等。随着人们生活质量的提高，听力保护用品也用在了人们日常生活中。坐飞机旅行、看书学习，及所有需要安静环境的场合，都可以佩戴护耳产品。但要注意，只要有噪声存在，就应注意保护听力，因为听力的损伤是不可恢复的。其实一个小小的耳塞就能解决噪声的烦恼。

各种耳塞在使用时，要先将耳廓向上提拉，使耳甲腔呈平直状态，然后手持耳塞柄，将耳塞帽体部分轻轻推向外耳道内，并尽可能地使耳塞体与耳甲腔相贴合。但不要用劲过猛过急或插得太深，以自我感觉适度为止。耳塞戴后感到隔声不良时，可将耳塞稍微缓慢转动，调整到效果最佳位置为止。如果经反复调整仍然效果不佳时，应考虑改用其他型号、规格的耳塞试用，以选择最佳者定型使用。佩戴泡沫塑料耳塞时，应将圆柱体搓成锥形体后再塞入耳道，让塞体自行回弹充满耳道。佩戴硅橡胶自行成形的耳塞，应分清左右塞，不能弄错，放入耳道时，要将耳塞转动放正位置，使之紧贴耳甲腔内。

使用耳罩时，应先检查罩壳有无裂纹和漏气现象，佩戴时应注意罩壳的方向，顺着耳廓的形状戴好。佩带时应将连接弓架放在头顶适当位置，尽量使耳罩软垫圈与周围皮肤相互密合，如不合适时，应移动耳罩或弓架，调整到合适位置为止。

无论戴用耳罩还是耳塞，均应在进入有噪声车间前戴好，在噪声区不得随意摘下，以免伤害耳膜。如确需摘下，应在休息时或离开后，到安静处取出耳塞或摘下耳罩。耳塞或耳罩软垫用后需用肥皂、清水清洗干净，晾干后再收藏备用。橡胶制品应防热变形，同时撒上滑石粉储存。

第五节　躯体防护用品

一、对防护服的一般要求

躯体的防护主要采用防护服。它可分为特殊作业防护服和一般作业防护服两种。特种防护服是指在直接危及劳动者安全健康的作业环境中穿用的各类能避免和减轻职业危害的防护服，其专用性较强，如防静电工作服、阻燃防护服等。一般防护服是指在作业过程中为防污、防机械磨损、防绞碾等伤害而穿用的服装。

防护服装的功能首先取决于所选用的面料。任何一种具有特定用途的防护服装，都要求面料具有与特定用途相应的性能，甚至还要求具有与此相关的特殊性能。作为防护服的面料，第一是应具备防护性能，第二是应具备能作为服装用性能，两者兼备才能起到防护作用。防护性能是指服装面料对危害因素的抗御能力及这种能力的持久性。它随危害性质的不同而又具体体现在若干个项目的指标要求上。比如，用于防酸碱腐蚀介质的防护服装面料，首先要耐酸碱介质，而同时又要求抗渗透，为保证其防护性能，对此类面料规定了浸酸碱强力下降率、拒酸碱效率指数、抗渗透时间、耐酸压、耐碱压等项目的指标限值。又如抗静电工作服的面料，不仅对表面电荷密度、表面电阻等项目规定限值，对影响其性能的介质试验也有要求。此外，面料的防护性能，还应包括强力、耐磨、耐洗、耐温、耐晒及不霉不蛀等内容。这关系到面料的使用寿命，如果其中某一项较差，就会影响到整个防护效果和使用寿命。因此，面料的防护性能涉及多种因素，是综合性的指标。

服装用性能是指材料制作服装的可能性和穿着、使用过程中所表现出的特征，如透气性面料（各类织物）的吸湿性、透气性、保暖性、抗熔融性、尺寸稳定性、褶线保持性等；不透气性面料（各种橡胶布、塑料布、涂层布等）的柔软性、抗熔融性、可穿性等。透气性面料制作的防护服装，由于穿用工作时间长，要求具有良好的透气及吸湿性能，以调节和保持人体的热平衡，不致让穿用人员过多地失热或蓄热，从而达到一定的舒适性能。而不透气性面料制作的防护服装，舒适性较差，体热不能散发，易产生蓄热，引起人的不适，只能短期穿着，用于特殊环境中的防护。另外，作为防护服的面料，在可能条件下，尽量做到色泽大方，手感良好。

防护服装是人们在生产过程中抵抗环境中各种有害因素的一道屏障。因此，防护服装的型号、款式、性能等因素都将成为影响其安全性能的重要环节。

所以，要科学合理地选用防护服装。对于防护服而言，安全的概念不仅指服装的功能，而且指防护服的款式结构在工作过程中应符合安全要求，即尽量避免有松散的部分，以防产生钩、挂、绞等现象。有些防护服款式就是因为缝制成蝙蝠式宽松袖子、过多的兜袋装饰等，造成机械外露部分的钩挂，导致人身伤害。防护服的袖口与下摆，都应为紧口式，以免在操作中被机械卷入，袖口周围不应有易被机械钩挂的扣、带。口袋的位置应注意选择或不要口袋，一是可以避免机械钩挂，二是防止在发生事故时手刚巧放在口袋内不能更好地保护自己。防护服型号的选择应本着穿着美观、合体，并与工作过程中的灵活、安全性科学地结合起来，在安全的前提下，增加防护服的美感。我国《劳动防护服号型设计》标准的制定，对各厂家生产服装的型号进行了统一和完善，推动了我国防护服向标准化、科学化方向发展。

二、一般防护服

一般防护服是防御普通伤害和脏污的各行各业穿用的工作服。根据其结构，又可分为上下身分离式、衣裤（或帽）连体式、大褂式、背心、背带裤、围裙、反穿衣等款式。一般防护服应符合国标《一般防护服》的规定，其技术性能要求包括面料和辅料的性能要求、型号尺寸、针距密度、缝制工艺、成品外观、成品色差等诸多方面。

三、防静电工作服

防静电工作服是为了防止衣服的静电积累，用防静电织物为面料而缝制的工作服。防静电工作服的防护效果关键在于防静电织物的性能，其次还要考虑使用环境。因为不同类型的防静电织物，在使用环境相同的条件下，其抗静电效果是会有差异的。所以，搞清不同类型防静电织物及其抗静电机理，将给安全工作带来很大益处。

（一）防静电织物的分类

防静电织物的品种很多，但按其制造工艺不同，可将其分为两大类。一类是通过后整理工艺获得的防静电织物。主要用抗静电剂对织物表面进行处理，使抗静电剂通过热处理发生交连而固着，或通过树脂载体而黏附在织物表面；从而获得抗静电效果。这种方法工艺流程短，投资少，见效快。第二类是通过织造工艺直接获得的防静电织物。其织造工艺又有两种。一种是在涤纶或锦纶聚合物的内部添加抗静电剂，如磷酸酯、磺酸盐等表面活性剂或引入第三单体以取得耐久性抗静电纤维。这种纤维内部含有连续的抗静电剂条纹结构，用这种纤维进行织造，其织物即为防静电织物。这种防静电织物的耐久性有了进一步的提高，并且较好地保持了原织物的风格和力学性能。但由于添加的抗静电剂大多数是遇碱会起反应或分解的表面活性剂，因此在织物整理或洗涤时忌用碱性洗涤剂，以防影响抗静电效果。另一种是在以各种纤维为基础的织物中织入导电纤维，从而使织物达到防静电目的。这种防静电织物由于不受所在环境的影响，现已被普遍接受和认可。这种防静电织物的抗静电性能按导电纤维的种类和导电成分（金属、石墨、炭黑等）在纤维中的分布情况，分为导电成分均一型、导电成分覆盖型。导电成分复合型和导电成分混合型四种。例如，选择覆盖型的导电纤维，尤其是以涂覆方法渗透上去的，由于它的导电成分是在纤维表面，较容易剥落，因此影响抗静电性能。在所有的导电纤维中，除不锈钢纤维外，其他均可直接用于织造的单丝或复丝。含有炭黑、石墨等导电成分的复合型导电纤维可以直接用于织造的长丝，经纱中每隔一定间距（如 1.5 cm 左右）嵌入一根导电长丝，即可获得很好的抗静电效果，是目前用来织造防静电服面料最好的导电纤维。

（二）防静电织物的抗静电机理

防止静电积聚的措施是通过一定的途径尽快传导物体上的静电荷，使其分散或泄漏出去。目前用于绝缘体的防静电措施有物体导电化、物体亲水化和环境高温化三种。选用抗静电剂进行树脂整理和在涤纶或锦纶聚合物内部添加抗静电剂的方法获得的防静电织物，是采用亲水性树脂或离子型表面活性剂等，依靠吸湿来达到减少织物表面电阻，增强导电能力，促使静电荷较容易传导泄漏和分散。这与环境湿度有关，当相对湿度较低时静电传导能力较弱，耐久性较差。用导电纤维的织物是利用物体导电化的方法，不受环境的影响，耐久性好，是目前主要发展方向。

导电纤维防止静电起电的原理和利用电晕放电消除静电的原理基本相同。不过此时的放电"尖端"不是针状电极而是导电纤维，所选择的导电纤维的纤度越细，表面越粗糙和空起部位越多，越容易产生电晕型尖端放电。当人体穿着含导电纤维织物的工作服接触大地时，电阻值很小的导电纤维靠近带电体（织物中非导电纤维）时，电力线向导电纤维集中，在导电纤维周围形成强电场，发生电晕放电将局部空气击穿，产生正负离子。与带电体上电荷极性相反的离子将带电体上的电荷中和，极性相同的离子通过导电纤维利用带电体的电场通过自身放电达到消除静电的目的。

当人体穿着含导电纤维的工作服与大地绝缘时，意味着导电纤维也不接地。带电体带上静电时，电荷向导电纱汇聚，导电纤维感应出与带电体上电荷极性相反的电荷，这些电荷在导电纤维附近局部空间产生电场并使这部分空气电离而产生电晕放电，电晕放电产生的正负离子与带电体所带电荷极性相反，离子移向织物，与织物所带电荷中和而消除静电。只有当织物的电位超过导电纤维的最低放电电位时，导电纤维才会发生电晕放电。因此，应选择含导电性良好的导电纤维面料制成防静电工作服。

（三）防静电工作服的防护性能

国标《防静电工作服》对服装外观、服装的带电电荷量、服装的缝合部位及缝合强度以及服装的附件、穿着轻便舒适等方面有相应的技术规定。防静电服装应全部使用防静电织物，不使用无防静电功能的衬。如必须使用这种衬里（衣袋、加固布等）时，衬里的露出面积应占全部防静电服内面露出面积的 20%以下；超过 20%（如防寒服或特殊服装）时，应做成面罩与衬里为可拆式，当需要时，可将没有防静电能力的衬里拆下。

（四）防静电工作服的使用要求

（1）凡是在正常情况下，爆炸性气体混合物连续地、短时间频繁地出现或长时间存在的场所及爆炸性气体混合物有可能出现的场所，可燃物的最小点燃能量在 0.25 mJ 以下时，应穿用防静电服。

（2）禁止在易燃易爆场所穿脱防静电服。

（3）禁止在防静电服上附加或佩戴任何金属物件。

（4）穿用防静电服时，还应与防静电鞋配套便用。同时地面也应是导电地板。

（5）防静电服应保持清洁，保持防静电性能，使用后用软毛刷、软布蘸中性洗涤剂刷洗，不可损伤服料纤维。

（6）穿用一段时间后，应对防静电服进行检验，若防静电性能不符合标准要求，则不能再作为防静电服使用。

四、防酸工作服

防酸工作服是从事酸作业人员穿用的具有防酸性能的工作服，它是用耐酸织物或橡胶、塑料等防酸面料制成。在结构上应满足领口紧、袖口紧和下摆紧，并且不能有明兜，如做兜则必须加兜盖等制作要求。防酸工作服产品根据材料的性质不同分为透气型防酸工作服和不透气型防酸工作服两类。前者用于中、轻度酸污染场所的防护，产品有分身式和大褂式两种款式。后者用于严重酸污染场所，有连体式、分身式和围裙等款式。成品服装的防酸级别以批为单位，分为一级品、二级品、三级品。在同一批成品抽样检验中，指标出现不同等级时，按最低等级定级。

防酸面料的防护功能是通过整理工艺，改变织物纤维表面的特性获得的。一般液体滴在固体表面，由于液体和固体的表面张力及液体和固体间的相互作用，使液滴会形成各种不同的形状，如图 7-14 所示。当接触角 $\theta = 180°$ 时，液滴为珠状，这是一种理想的不湿润状态，是织物防护有害液体最终追求的目标。但是由于两相间多少总会存在着一些黏着作用，所以接触角等于 180° 的情况从未发生过，最多只能获得一些近似情况，如 160° 或更大一些。当 $\theta = 0°$ 时，即液滴在固体表面铺平，为固体表面被液滴湿润的极限状态，一般没经过整理的织物与液体接触时均处在这一状态。对织物表面进行整理就是要使接触角 θ 尽量增大，使液体在织物表面总处在珠状，以达到不湿润、不黏附的目的。

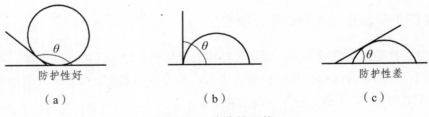

防护性好		防护性差
（a）	（b）	（c）

图 7-14　液滴的形状

防酸工作服的防护性能应符合《防酸工作服》国家标准。该标准主要是对服装材料的防酸、耐酸、抗酸等性能有严格规定，当然也有其结构和款式、外观的要求。

使用防酸工作服前应检查是否破损，并且只能在规定的酸作业环境中作为辅助用具使用；穿用时应避免接触锐器，防止受到机械损伤；橡胶和塑料制成的防酸服存放时应注意避免接触高温，长期保存应撒上滑石粉以防粘连；合成纤维类防酸工作服不宜用热水洗涤、熨烫，避免接触明火；用后清洗晾干，避免暴晒。

第六节　手足部及其他防护用品

一、手足部防护用品

手（臂）的防护用品按防护部位分为防护手套和防护袖套两类。防护手套主要用来保护肘以下（主要是腕部以下）手部免受伤害。按其形状又可分为五指手套、三指手套、连指手套、直形手套和手形手套等；按使用特性可分为带电作业用绝缘手套、耐酸（碱）手套、焊工手套、橡胶耐油手套、防 X 射线手套、防水手套、防机械伤害手套、防震手套、防静电手套、防热辐射手套、电热手套、防微波手套和防切割手套等。防护袖套用以保护前臂或全臂免遭伤害。按其使用特性可分为防辐射热袖套和防酸碱袖套。

足部防护用品主要为防护鞋，其中对应用场所危害因素有较大的防护作用的鞋统一称为特种防护鞋；对危害因素不显现的防护鞋统称为常规防护鞋。国家对特种防护鞋的生产、经营非常重视，建立了许可制度，并强制要求按照国家强制性标准《防护鞋通用技术条件》执行。防护鞋按防护功能可分为工业用防护鞋、林业安全鞋、铸造及类似热作业用安全鞋、建筑等高处作业用安全鞋、搬运和修理工等工种用的安全鞋、采矿鞋等。

（一）手（臂）防护用品

1. 带电作业用绝缘手套

这是作业人员在交流电压 10 kV 及以下电气设备（或相应电压等级的直流电气设备）上进行带电作业时，戴在手上起电气绝缘作用的一种绝缘手套。其产品型号、外形尺寸和技术要求应符合国标《带电作业用绝缘手套通用技术条件》的规定。该类手套按照在不同电压等级的电气设备上使用，又可分为 1、2、3 型三种型号，其中 1 型用于 3 kV 及以下电气设备上工作，2 型用于 6 kV 及以下电气设备上工作，3 型用于 10 kV 及以下电气设备上工作。电绝缘手套的最重要技术要求是其绝缘特性。对 1 型，交流试验电压为 10 kV，最低耐受电压为 20 kV；对 2 型，交流试验电压为 20 kV，最低耐受电压为 30 kV；对 3 型，交流试验电压为 30 kV，最低耐受电压为 40 kV。

2. 耐酸碱手套

该类手套主要用来预防酸、碱等伤害手部，其质量应符合技术规范《耐酸

（碱）手套》的规定。耐酸碱手套的主要技术性能是手套的不泄漏性和耐渗透性能。前者要求手套在（10±1）kPa压力下，不准有漏气现象发生。后者应进行耐渗透性试片试验和成品试验，并符合相应技术要求。

3. 焊工手套

焊工手套是防御焊接时的高温、熔融金属和火花烧灼手的个人防护用具。焊工手套采用牛、猪绒革或二层革制成，按指型不同分为二指型（A）、三指型（B）和五指型（C）三种。焊工手套产品的技术性能应符合《焊工手套》技术标准规定。

4. 防静电手套

防静电手套是由含导电纤维的织料制成。另一种是用长纤维弹力腈纶编织手套，然后在手掌部分贴附聚氨酯树脂，或在指尖部分贴附聚氨酯树脂或手套表面有聚乙烯涂层。含导电纤维的手套是使积累在手上的静电很快散失，而有聚氨酯或聚乙烯涂层的手套主要是不易产生尘埃和静电。这些产品主要用于弱电流、精密仪器的组装、产品检验、电子产业、印刷、各种研究机关的检验工作等。

5. 耐高温阻燃手套

耐高温阻燃手套是用于冶炼炉或其他炉窑工种的保护手套。一种是用石棉为隔热层，外面衬以阻燃布制成的手套；另一种是用阻燃的帆布为面料，中间衬以聚氨酯为隔热层的手套；还有一种是手套表面喷涂金属，耐高温阻燃还能反射辐射热。手套有两指式和五指式两种，分大号、中号和小号三个规格，可供不同的人选用。

6. 防护袖套

其中防辐射热套袖有石棉袖套和铝膜布隔热袖套两种。前者长660 mm，袖口直径200 mm，用于高温炉窑等高温有辐射的场所；后者长595 mm，袖口直径195 mm，用于高温炉窑及有强辐射的作业环境。防水、化学腐蚀袖套有胶布袖套和塑料袖套两种，均适用于与水、酸、碱和污物等接触的作业。防护手套的品种还有很多，应根据防护功能来选用。首先应明确防护对象，然后再仔细选用。例如，耐酸碱手套，有耐强酸（碱）的，有只耐低浓度酸（碱）的；耐有机溶剂和化学试剂的又各有不同，因此不能乱用，以免发生意外。防水、耐酸碱手套使用前应仔细检查，观察表面是否有破损。简易办法是向手套内吹气，用手捏紧套口，观察是否漏气。橡胶、塑料等类防护手套用后应冲洗干净、晾干，保存时避免高温，并在制品上撒上滑石粉以防粘连。绝缘手套应定期检验电绝缘性能，不符合规定的不能使用。接触强氧化酸如硝酸、铬酸等，因强氧化作用容易造成产品发脆、变色、早期损坏。高浓度的强氧化酸甚至会引起烧损，应注意观察。乳胶手套只适用于弱酸、浓度不高的硫酸、盐酸和各种盐类，不得接触强氧化酸（硝酸等）。

（二）足部防护用品

1．防护鞋

保护足趾安全鞋是用皮革或其他材料制成并在鞋的前端装有金属或非金属的内包头，可以承受一定的力量，能保护足趾免受外来物体打击伤害的鞋。按照国际标准 ISO 8782.1 的定义，只有鞋的前部能承受 200 J 能量的冲击叫安全鞋，而承受 100 J 能量冲击的叫保护鞋。

防护鞋的结构和部件如图 7-15 所示；有低帮、高腰、半筒和高筒等几种款式。在对防护鞋进行设计时，应根据人体足部的生理卫生学要求对鞋底、鞋帮、鞋后跟等进行正确设计。防护鞋在鞋的耐压力、抗冲击力、内包头的耐压力和抗冲击性能等方面应符合有关安全技术规范要求。

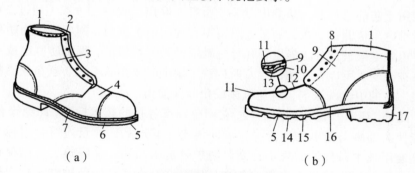

（a）　　　　　　　　　　　　　（b）

图 7-15　防护护鞋的结构和部件

1—鞋口；2—舌头；3—1/4 部分；4—补片；5—外底；6—中底；7—羽状线；8—护面；
9—帮；10—衬面；11—内包头；12—补片衬里；13—泡沫片；14—齿；
15—防刺穿垫；16—内底；17—跟

2．防静电鞋和导电鞋

防护鞋（靴）的类型较多，应根据不同的作业场所选用。防护鞋（靴）的使用如表 7-2 所示。

表 7-2　防护鞋（靴）的选用范围

类　型	选用范围
An1	冶金、矿山、林业、港口、装卸、采石等作业
An2	机械、建筑、石油化工等作业
An3	电子、食品、医药等工业
An4 和 An5	纺织工业及钳工等作业

　　防静电鞋是既能消除人体静电积聚又能防止 250 V 以下电源电击的防护鞋，它分为防静电皮鞋和防静电布面胶底鞋两种。导电鞋是具有良好的导电性能，可在短时间内消除人体静电积聚，只能用于没有电击危险场所的防护鞋，这是与防静电鞋的重要区别。它也分为导电皮鞋和导电布面胶底鞋两种。防静电鞋和导电鞋的各种产品在其电阻值、物理力学性能等技术方面应符合国标《防静电鞋、导电鞋技术要求》的规定。

　　防静电鞋和导电鞋都有消除人体静电积聚的作用，可用于易燃易爆作业场所。防静电鞋要与防静电服同时穿用才能更有效地消除静电。防静电鞋和导电鞋在穿用时，不应同时穿绝缘的毛料厚袜及绝缘鞋垫：穿用一定时间后，应按《防静电鞋、导电鞋技术》要求作电阻值检测，测试结果电阻值超过标准的，不能用于防静电作业。防静电鞋、导电鞋在穿用过程中，一般不超过 200 h 应进行鞋电阻值测试一次，如果电阻值不在规定的范围内，则不能作为防静电鞋或导电鞋继续使用。防静电鞋和导电鞋应经常保持清洁，保证防静电或导电性能不被减弱。所以在使用后应及时刷洗。刷洗时要用软毛刷、软布蘸酒精或不含酸、碱的中性洗涤剂，避免机械或化学性损伤。

　　此外，还有其他特种防护鞋，它们分别有各自的技术标准，如绝缘鞋（靴）是能使人的脚与带电物体绝缘，预防电击，其产品的质量应符合国标《电绝缘鞋通用技术条件》的规定；高温防护鞋能耐高温，又隔热，可以保护足部不受高温和灼热的物体伤害，其产品质量应符合《高温防护鞋》技术标准的规定。

二、其他防护用品

（一）护肤用品

　　护肤产品分为防水型、防油型。皮膜型、遮光型和其他用途型等五类。各类产品应符合国标《劳动护肤剂通用技术条件》的规定。护肤产品的卫生指标应符合表 7-3 所示的规定。

表 7-3　护肤用品中微生物和有毒物质限量

	单　位	限　量
细菌总数	个/g 或个/mL	＜1 000
粪大肠菌群	个/g 或个/mL	不得检出
绿脓杆菌	个/g 或个/mL	不得检出
金黄色葡萄球菌	个/g 或个/mL	不得检出
汞	10^{-4}%	＜1
铅（以铅计）	10^{-4}%	＜40
砷（以砷计）	10^{-4}%	＜10
甲　醇	10^{-4}%	0.2%

1. 防护膏

防护膏主要是由基质与充填剂两部分组成。基质为膏的基本成分，一般为流质、半流质和脂状物质，其作用是增加涂展性，即对皮肤的附着性，从而能隔绝有害物质的侵入。充填剂则决定防护膏的防护效能，具有针对性。采用不同的充填剂可获得不同的防护膏。常见的防护膏有以下几种：

（1）亲水性防护膏。采用硬脂酸、碳酸钠、甘油、香料和水适当比例配合而成。其特点是防护膏含油成分较少，若用后不盖紧盒盖，时间较长会因水分蒸发而使防护膏变硬固化。亲水性防护膏对防御全损耗系统用油、矿物油、石蜡油等引起的痤疮有一定效果。

（2）疏水性防护膏。其含油脂较多，在皮肤表面形成疏水性膜，堵塞皮肤毛孔，能防止水溶性物质的直接刺激。膏的成分常用凡士林、羊毛脂、篦子油、鲸蜡、蜂蜡为基质，用氧化镁、次硝酸铋、氧化锌、硬脂酸镁等为充填剂，从其中选用几种适宜比例配合制成。水性防护膏能预防酸、碱、盐类，符合 GB 7916—1987 中的要求。这类产品适用于在无水情况下去除手上的油污，如汽车驾驶员在途中检修排除故障、在野外勘探等环境。

2. 皮肤防护膜

皮肤防护膜又称隐形手套。这种皮肤防护膜附着于皮肤表面，能阻止有害物对皮肤的刺激和吸收作用。同时有些配方能对有机溶剂、清漆、树脂胶类引起的皮炎有一定预防作用。但不能防酸碱类溶液。近来市场上有一种防护膜产品含有广谱杀菌剂对氧甲酚，能杀灭常见病菌，其有效保护时间可达 4 h，在 4 h 之内经多次洗涤后不用重新涂抹，适用于各行各业人员使用，预防汽油、柴油、全损耗系统用油、涂料及其他无腐蚀性物质对皮肤的伤害。

（二）安全带和安全网

1. 安全带

安全带是高处作业工人预防坠落伤亡事故的防护用具，它由织带、绳索和金属配件等组成，总称安全带。其主要部件包括安全绳、装有自锁钩的吊绳、围杆带或围杆绳、护腰带、金属配件、自锁钩、缓冲器、防坠器等。安全带产品应符合国标《安全带》的规定，该标准将安全带划分为三类，即围杆作业类、悬挂作业类和攀登作业类，共 18 个品种。每个品种用三个汉语拼音字母表示，第一个字母表示工种，第二个字母表示作业方法，第三个字母表示结构。字母的下角标则用来区分同一种安全带的几种不同型号。例如，J_1xY 代表架子工 I 型悬挂单腰带式，T_2xB 代表通用 II 型悬挂双背带式。

安全带和绳必须用锦纶、维纶、蚕丝等具有一定强度的材料制成。此外，用于制作安全带的材料还应具有质量轻、耐磨、耐腐蚀、吸水率低和耐高温、抗老化等特点。电工围杆带可用黄牛皮带制成。金属配件用普通碳素钢、合金铝等具有一定强度的材料制成。包裹绳子的绳套要用皮革、人造革、维纶或橡胶等耐磨抗老化的材料制成。安全带产品必须经过质量检验，根据产品的不同类型应进行整体静负荷及整体冲击检验等。

2. 安全网

安全网用来防止高处作业人员或物体坠落，避免或减轻坠落伤亡或落物伤人。它对高处作业人员和作业面有整体防护功能。安全网的结构是由网体、边绳、系绳等组成。网体是由单丝线、绳等经编织（手工编织或机织）而成，为安全网的主体。边绳是沿网体边缘与网体连接的绳，有固定安全网形状和加强抗冲力的作用。系绳是把安全网固定在支撑物（架上）的绳。为了增加安全网的强度，还可以在安全网（平网）的网体中有规则地穿些筋绳。

安全网分为平网、立网和密目式安全立网。立网的安置垂直于水平面，用来围住作业面挡住人或物坠落。平网的安置平面或平行于水平面或与水平面成一定夹角，用来接住坠落的人或物。安全平网和安全立网的网眼一般为（30 ×

30）~（80×80）mm，俗称大眼网，一般采用维纶、锦纶、高强丝或其他耐候性不低于上述几种材料的原材料。原材料制成绳索后，多数企业采用手工编制而成，个别采用机织。密目式安全立网的网目为 800 目/100 cm（俗称密目网）。密目式安全立网采用聚乙烯为主要原料，原材料经预处理和配料后，经抽丝、整理、编织、剪裁、缝扣等工艺生产出来。安全平网和安全立网产品应符合国家标准《安全网》的规定；密目式安全立网产品应符合国标《密目式安全立网》的规定。

第八章　主要生产行业的职业危害及其预防

目前我国的职业病发病率呈上升趋势，对劳动人群健康造成的危害十分严重。据有关卫生专家预测，如不采取有效防治措施，今后 10 年将有大批职业病病人出现，一些严重职业病危害导致劳动者死亡、致残、部分丧失劳动能力的案例将不断增加，其危害程度将远远高于生产事故和交通事故。因此，必须加强预防、控制和消除职业病危害的法制管理。同时，劳动者也需要了解职业卫生与安全的相关知识，增强对职业性危害因素的自我防护意识。

第一节　采矿工业的职业危害及其预防

采矿工业是指对各种矿藏，如煤炭、各种金属矿产等的开采。采矿作业绝大多数在地下进行，包括隧道开掘、采矿等。采矿的生产过程、劳动过程、生产环境中都存在某些特有的职业卫生问题。由于采矿种类的不同，职业卫生问题也有不同的特点。比如煤矿除粉尘外，高温、甲烷和煤尘爆炸的危险是比较特殊的；而在金属和非金属矿开采的矿石中存在有毒物质（铅、汞、砷、锰、铍、铀、石棉），而且某些矿物（金、钨、萤石等）和石英共生，致使粉尘中游离二氧化硅含量很高，对肺的危害特别严重。

一、主要职业危害因素

（一）生产性粉尘

生产性粉尘是采矿作业中的主要职业性有害因素。矿井内许多生产过程如钻眼、放炮、采矿、运输等都能产生大量生产性粉尘。作业环境的粉尘浓度、分散度及二氧化硅含量取决于井下岩层的地质结构和开采方式。在凿岩中，干式凿岩的粉尘浓度远远高于湿式凿岩，随着机械化程度提高和湿式作业的加强，在规模较大的矿山，作业点的粉尘浓度合格率有较大提高，但在一些小型矿山和个体矿中，由于机械化程度差，粉尘浓度超标率相当高，尘肺病是采矿工人的主要职业病。

（二）有害气体

井下采矿中，由于多种原因可使矿井空气中含有一氧化碳、硫化氢、二氧化碳、瓦斯等有害性气体，浓度过高时可使人中毒、窒息，甚至死亡。

1. 一氧化碳

主要来源于放炮。使用硝酸甘油炸药可产生大量的一氧化碳，引起急性中毒。

2. 硫化氢

木材腐烂及酸性矿井水与硫铁矿作用可产生硫化氢；经久封闭的废巷道内可有硫化氢积存；煤矿中则少见，一般存在于"鸡窝煤"煤层内。矿工暴露常可引起急性硫化氢中毒。

3. 二氧化碳

巷道内木材腐烂可产生二氧化碳；煤层和煤块内可存在二氧化碳；人群呼吸、放炮也可产生二氧化碳。由于二氧化碳比重大，多聚集于巷道低处及通风不良处，其危害在于排挤空气中的氧气而引起缺氧，可使人窒息死亡。

4. 瓦　斯

瓦斯是为无色无臭的可燃性气体，比重轻，主要成分为甲烷，其含量与地质结构及矿产种类有关，一般在煤矿中产生的瓦斯较多，主要存在于煤层中，在煤矿崩落时排放出来，由于比重小，多蓄积于巷道顶部。瓦斯可排挤空气中的氧气，在一定条件下可使矿工缺氧甚至窒息。当瓦斯与空气中氧混合，其浓度达到一定范围时，遇明火可发生爆炸。

5. 氮氧化物

使用硝胺炸药则产生大量氮氧化物，可引起急性中毒。

（三）生产性噪声、振动和辐射

矿井中的噪声和振动主要来源于机械化生产，如各种风动和电动工具、运输机等。长期在强烈的噪声和振动作用下可引起职业性噪声聋或振动病。电离辐射主要与地质结构及矿产种类有关；非电离辐射涉及的工频电场磁场主要来源于电力设施及电动工具等。

（四）不良气象条件

1. 高气温

是井内不良气象条件之一。井内气温高低与巷道深度有关，巷道越深气温越高，流入的空气因密度增大而产生的压缩热使温度升高，机械振动产生的热能、岩层的温度也起很大作用。在通风不良的深矿井中，夏季可发生中暑。

2. 气　湿

井下气湿取决于巷道中的含水量、流入空气的温湿度和岩层的湿度。采矿时由于地下水不断渗出和大量蒸发，因此巷道内可形成高气湿。相对湿度一般在 80%～90% 甚至以上，采煤工作面可达 95% 以上。

3. 气　流

矿井内气流主要由人工通风引起，但因部位不同可有很大差别。如在竖井或斜井内气流较大，而在巷道深处和掌子面气流则较小。这些不良气象条件易诱发工人发生上呼吸道感染及风湿性疾病。

（五）不良作业姿势

在薄层矿脉采矿时，尤其常见于煤矿、小矿山和小煤窑，工人有时整个工作日内只能采取弯腰、蹲位或跪卧位作业。这些因素使工人易患腰腿疼、关节炎，尤其易引起煤矿井下工人滑囊炎。

（六）生产性外伤和工作相关疾病

矿山开采中，由于岩层或矿层的倒塌、石块或矿石的坠落、井内运输事故、工作面或巷道阻塞、人行道失修、炸药爆炸、瓦斯爆炸、煤尘爆炸、触电、火灾、冒水等，可引起严重伤亡事故。此外，由于矿井内作业场所的特殊性，如不见阳光、潮湿、通风不均、饮水供应不良或饮食制度不合理等，井内工人多发化脓性皮肤病、风湿性疾病、胃肠疾病、上呼吸道感染等。

二、主要职业性危害的预防

（一）防尘措施

矿山防尘技术包括风、水、密、净和护等 5 个方面，并以风、水为主。风就是通风除尘；水是指湿式作业；密是指密闭抽尘；净是净化风流；护是采取个体防护措施。主要防尘措施如下：

（1）分区通风系统　提高了矿井有效风量率和粉尘浓度的合格率。

（2）采用穿脉假巷梳式通风网路、穿脉风桥梳式通风网路、篦式通风网路、中段间隔式通风网路、竖式通风网路等，避免了井下各中段、各采区间的污风串联，提高了回采工作面的有效风量率。

（3）坚持使用旁侧供水的湿式凿岩、上向凿岩机岩浆防护罩、凿岩机风水联动开关、湿润剂除尘、吹洗炮眼除尘、凿岩机除油器等措施，有效地降低了凿岩时的粉尘浓度，抑制了尘源。

（4）掘进通风防尘综合措施包括：压、吸式混合通风、风筒防爆破、飞石、挡板、爆破波水幕、局扇分流保护器等，提高掘进工作面通风除尘的效果。

（5）坚持清洗巷道壁和矿堆的洒水湿润以及各种巷道的自动水幕。

（6）推广天井牙轮钻，改革天井掘进工艺，采用湿式地质刻槽取样。坚持佩戴个人防护用品。

（二）防噪声措施

矿山噪声主要包括两个方面：矿山爆破产生的噪声和选矿生产过程中设备产生的噪声。矿山噪声控制措施有：

1. 声源控制

选用低噪声设备和工艺流程；改进机械结构和传动方式；提高零部件加工精度、装配质量和操作水平。

2. 控制噪声传播途径

居民区要远离工业区和强噪声源；低噪声与高噪声车间要分离；车间内要隔离高噪声源；要利用地形、地物、防噪林带、隔声屏障等物衰减噪声；合理选择房屋位置、方位和外形，避免声波反射叠加；露天矿大爆破时，要考虑近地层逆温出现对噪声传播的影响；采用消声、隔声、减振阻尼等声学技术转化声能。

3. 个体防护

进入噪声区的人员要佩戴耳塞、隔声棉、耳罩和防声头盔。

第二节 化学工业的职业危害及其预防

化学工业一般分为无机和有机两类。无机化学工业主要有酸、碱、盐等工业；有机化学工业主要有有机原料、农药、化肥、高分子合成（纤维、橡胶、树脂及塑料）、染料、涂料、医药、炸药、燃料及试剂等工业。现仅就化工生产中几种有代表性的职业危害问题阐述如下。

一、主要化学工业的职业危害因素

（一）硫酸生产的职业危害因素

1. 有害气体

生产中的主要有害气体是 SO_2。在焙烧、精制、干燥等过程中，都可能有 SO_2 从设备缝隙中逸出。此外，炉气中还含有少量的 SO_3，微量的三氧化二砷、二氧化硒等。有害气体外逸主要是由于管理不良、通风设备发生故障所致。此外的原因还有：输气管道由于粉尘堆积淤塞，使炉内压力增高；投料炉口、炉体及管道不密闭；赤热余烬中残存硫黄燃烧形成 SO_2；违反操作规程等。

2. 粉 尘

在矿石粉碎、传送、筛分和焙烧炉投料、出料及除尘器周围都有大量粉尘飞扬。

3. 高 温

焙烧炉在正常操作情况下，炉温控制在 850～950 ℃，由炉壁、炉口、烟道散发的热量很大。特别是采用沸腾焙烧炉，炉内温度很高，从炉内刚清除出来的炉渣温度约为 500 ℃，如处理不当，也可成为车间内的热源。

（二）氯碱工业中的职业危害因素

氯碱生产中的主要职业危害因素是氯气。采用汞电极电解槽法时，还有汞蒸气问题。不但生产过程中受汞的污染，甚至成为汞污染环境的来源。其主要的原因有：电解槽不严密，逸出的氯气和汞蒸气在空气中形成氯化汞；电解槽表面常浮有高汞齐，需要经常除去，去除浮渣时可能接触汞蒸气；清除电解槽中的汞泥（汞渣）或修槽时，都有大量汞蒸气溢出；修槽时或回收槽内"汞泥"（汞与油污混合物）可污染作业场所空气，如回收不完全。倾弃时还可污染水源。

（三）氮肥生产中的职业危害因素

常用的氮肥有氨水、碳酸氢铵、尿素等，统称为合成氨。合成氨的生产过程，主要分为造气、变换、合成和加工四部分。整个生产过程除造气工段外，基本上是管道化生产。

该类生产一般劳动强度不大，但有高压反应，且有易爆气体存在。造气工段属于高温车间，存在煤尘危害。变换工段的变换气体压缩机与合成工段的气体压缩机都有强烈噪声。氮肥生产中的主要有害气体为一氧化碳，还有少量硫化氢，主要存在于造气工段及变换工段。在合成工段及液氨装钢瓶时有氨气逸出。在清洗过程中，使用的醋酸铜氨液对皮肤粘膜有强烈的刺激作用。在碳酸铵、硫酸铵和硝酸铵的生产过程中，可有氨、硫酸和硝酸等逸出。在干燥、结晶时，有碳酸铵、硫酸铵和硝酸铵等刺激性粉尘飞扬，对上呼吸道及皮肤、黏膜有强烈刺激作用。

（四）染料生产中的职业危害因素

目前，染料的品种已达数千种，其原料多是从煤焦油提炼的产物，如苯、萘、蒽及咔唑等。这些原料经过硝化、还原、卤化、磺化、重氮化和氧化，成为各种中间体，然后经聚合，合成不同染料。虽然并非每种染料的合成都需经过上述各种反应，但生产操作，则都有加料、搅拌、蒸煮、冷凝、提取、过滤、出料等工艺过程。

1. 有害气体

主要有苯、硫化氢、氮氧化物、氨等。

2. 原料和中间体

染料的原料和一些中间体是属于脂溶性芳香烃化合物，一般可经皮肤吸收。某些染料的中间体还采用联苯胺或萘胺，这些化合物有致癌作用。

3. 高　温

由加热反应锅炉及各种类型的锅炉及管道散发的热量所引起。

4. 粉　尘

在染料最后烘干和磨成细料的过程中，不能采用湿式作业，因此，引起粉尘飞扬，污染车间及大气。

二、职业危害的预防措施

由于化学工业中职业性毒物常见，因此，预防中毒成为最主要的措施。基础工作是毒理学的调查和研究工作，包括毒理实验和收集毒理学文献、建立工业毒物信息网络，以便为制定防治措施提供依据。查明制造该化学物的原料、助剂、中间体、成品及废弃物的全部毒性资料，以及原料和成品中可能引起危害的杂质。根据这些资料，定出各个环节预防措施方案和预防化学物质对生产工人的危害，总的原则是尽可能地减少接触化学物的机会和接触量。可将预防对策分为 3 个方面：

1. 生产过程的连续化、密闭化、自动化和必要的通风

从改进生产过程来达到防毒目的，是最有效的。如电解食盐工艺设计中，采用隔膜电解槽代替汞电极法，从根本上消除汞害。将生产设备密闭，并用通风使密闭系统内保持负压，可有效地防止毒物的泄漏。生产操作的自动化，工人在操作室中控制，可以杜绝接触毒物的机会。生产过程中所排放的废气、废水和废渣回收利用，防止环境的污染。

2. 严格制定和执行操作规程、劳动保护和卫生制度

建立岗位责任制和设备维修制度，防止违反操作而发生事故和跑、冒、滴、漏。重视车间内清洁卫生，湿式清扫，以防二次尘源。对于一些不能达到卫生要求的操作，应加强个人防护，这对于设备简陋的中小型企业更为重要。

3. 建立对生产环境的监测制度和健康监护制度

这些工作可以对生产过程或制度中的缺陷起侦查监督作用，可以早期发现问题，及时纠正。

第三节　机械工业的职业危害及其预防

机械制造工业的范围很广，包括各种机器、运输机械、重型机械、机床工具、农业机械、船舶、飞机及精密仪器等。机械制造工业的劳动条件包括机械制造工业各基本车间的生产工艺过程。

一、铸造车间的职业危害及其预防

铸造车间的整个生产过程可分为以下几个阶段：炉料及型砂的准备，熔炼金属，造型，将熔融的金属浇注到铸型中去，打箱，由铸型中取出铸件，清理和修整铸件。

铸造车间会存在生产性粉尘。铸造所用原料（砂、陶土、黏土、煤粉等）均含有游离二氧化硅，在型砂调制、造型、打箱和清理等过程均有粉尘发生。

铸造车间有高温和热辐射。铸造车间的加热炉、干燥炉、熔化的金属和铸件都是热源，在熔炼和浇铸过程中，均可产生强烈的热辐射使车间温度升高。

铸造车间也有有害气体。在金属熔炼与浇铸过程中，可产生一氧化碳；用脲甲醛树脂作型芯黏结剂时，能产生甲醛和氨；在熔模铸造时，会产生大量氨。

此外，铸铜车间在熔铜时，有锌的蒸气逸出，可引起铸造热。铸造车间压力铸造时，使用造型机和捣固机；清砂时，使用风动工具和砂轮，这些均可产生强烈的噪声和振动。通常，铸造车间的工伤率一般高于本企业的其他车间，主要是因为化铁炉出铁水相电炉出钢水以及金属浇铸和打箱时的特殊劳动条件所致。外伤中，主要是烫伤和机械伤。

铸造车间的职业卫生预防措施包括：铸造用铁砂代替硅砂清理铸件；应用水爆清砂和水力清砂；机械化减少人工操作；密闭除尘；防暑降温措施；设立合理的干燥室、通风装置等，防止一氧化碳中毒；防振措施等。

二、锻造车间的职业危害及其预防

锻造车间的生产过程是将金属预先加热至 800～1 200 ℃，在小型或旧式车间用锻炉，在现代化车间用加热炉，然后利用各种锻锤或液压机将钢块或钢锭锻压成一定的形状。一般大锻件用蒸汽锤、压缩空气锤或水压机等锻压，小锻件用手锤。

其涉及的主要职业危害因素有：高温和热辐射；有害气体，如锻炉或加热炉产生的一氧化碳、二氧化硫等气体；噪声与振动，因使用各种锻锤而产生极大的噪声和振动，工龄较长的工人可能发生职业性耳聋；繁重的体力劳动和外伤。

因此，应加强锻造车间通风，首先应充分利用有组织的自然通风；其次，在锻炉或加热炉上，安装局部自然抽出式通风，用空气淋浴或喷雾风扇向工作地带送风。在加热炉炉壁外面围上隔热材料，利用循环水围屏、水冷式炉门和水幕等，以便降低炉壁温度和防止辐射热。锻好的锻件及时运出车间．减少车间热源。

三、热处理车间的职业危害及其预防

热处理工艺主要是使金属零件在不改变外形的条件下，改变金属的性质（硬度、韧度、弹性、导电性等），达到工艺上所要求的性能，从而提高产品质量。热处理包括淬火、退火和渗碳等三种基本过程。

由于热处理车间内有各种加热炉和盐浴槽，这些热源可造成不良的高温条件。当利用高频电炉进行热处理后，劳动条件得到了改善，但高频电磁场本身也是一种职业病危害因素。氰浴槽可向车间空气中放散氰化物蒸气，应在槽上安排气罩或槽边抽风装置。

四、机械加工车间的职业危害及其预防

机械加工车间的生产过程是用各种机床（车、刨、钻、磨、铣等）对金属零件进行机械加工。机械加工车间的气象条件较其他车间要好，也没有大量的有害气体排出。主要是金属切削中使用的矿物油及切削液对工人的影响。因机床高速转动，切削液四溅，易污染皮肤，可引起毛囊炎及粉刺。为防止切削液所致的皮肤病，应以水乳剂或肥皂水代替矿物油。在机械加工过程中，有金属和矿物性粉尘发生，天然磨石含有大量游离二氧化硅，故可能引起硅肺。机械加工车间应有合理的照明。

五、装配车间的职业危害及其预防

装配的生产过程是将加工后的各种零部件装配成产品。常见的是钳工对加工零部件的锉、剖等操作。在现代化生产中，此过程往往以流水线方式进行。装配车间常配有焊接、电镀和涂装等作业。

（一）主要职业危害因素

1. 粉尘

电焊时发生分散度极高的粉尘，其主要成分是氧化铁，使用含锰焊条时空气中还含有大量氧化锰，此外还含有氟化物等。长期吸入这类有害物质可发生中毒，长期在密闭状态下操作（如船舱式锅炉）吸入高浓度的电焊粉尘可发生电焊工尘肺。

2. 有害气体和蒸气

喷漆时，可发生苯、甲苯和二甲苯蒸气和雾。电镀时，有硫酸雾以及铬和镍的酸雾，如用金属的碱性铬盐类能产生氰化氢。氩弧焊和等离子焊接时，可产生臭氧和氮氧化物。气焊时，可产生一氧化碳和氮氧化物，在锅炉内电焊时空气中的一氧化碳浓度可能很高。

3. 紫外线

电焊时，能发生强烈的紫外线，波长多在 218～310 nm 之间，气焊时的紫外线强度较弱，但如不注意防护，可发生电光性眼炎。

（二）主要预防措施

为防止装配生产过程的职业危害，焊接时应用自动焊机代替手工焊，在工艺许可的条件下，采用含锰少或不含锰的焊条。电焊工应佩戴镶有深色滤光板电焊面罩，以防紫外线的伤害。在密闭场所内进行电焊时，应保证送入足量的新鲜空气或设置抽风装置等。为防止喷漆作业发生中毒，主要是选用无毒或毒性小的有机溶剂代替苯。为防止电镀时发生中毒，可采用无氰电镀、无铬电镀新工艺。安装抽风装置及采用其他劳动保护措施。

第四节　建筑材料工业的职业危害及其预防

建筑材料行业种类繁多，有水泥厂、石棉厂、玻璃厂、耐火材料厂、建筑陶瓷厂、矿物纤维厂、石材厂等。建材行业中主要的职业病危害是粉尘及不良气象条件（高温、辐射热）、噪声和振动，体力劳动强度也较大。现选择几个有代表性的生产过程阐述如下。

一、水泥厂的职业危害及其预防

水泥的种类很多，常用的有普通硅酸盐水泥、矿渣硅酸盐水泥、火山灰质硅酸盐水泥等，此外还有特殊用途的耐酸水泥、筑坝用水泥等。随品种不同，原料也有所差别，主要有石灰石、黏土、火山泥、页岩、铁粉、煤炭、矿渣、石膏、硅藻土等。生产方法有湿法、干法两种。干法与湿法的区别，主要是原料的加工处理方法不同。干法是石灰石粉碎后，要同黏土、铁粉、煤等原料经过烘干、配料后进入细磨。湿法时则不需要烘干，将原料加水磨成泥浆，泵入原料池，再送入窑中烧成。烧成设备有立窑、回转窑之分。

（一）主要职业危害因素

1. 粉　尘

从原料粉碎、细磨、烧成、成品水泥细磨、水泥成品包装、运出等所有的设备和运输系统都产生粉尘，我国已将水泥尘肺列入职业病名单。

2. 高温和辐射热

主要存在于烧成车间。

3. 噪声和振动

存在于整个生产过程中。

（二）职业危害因素的预防

1. 密闭防尘

生产技术的革新，生产流程的合理化，生产设备的密闭化。

2. 防暑降温

水泥厂的高温作业主要在煅烧和烘干作业中，可因地制宜地采取隔热自然通风和局部通风等措施。

3. 噪声治理

主要是搞好各种产生振动、噪声设备的防振和隔声措施。如粉碎机的防振基础，鼓风机的防振和消声装置等。

二、耐火材料厂的职业危害及其预防

尽管耐火砖种类不同，使用的原料也不同，但生产过程大体是相同的。各种耐火砖的原料及生产过程如表8-1所示。

表 8-1　耐火砖种类、原料、二氧化硅含量及生产过程

耐火砖种类	原　料	原料中游离二氧化硅含量（%）
硅砖（酸性耐火材料）	石英＋少量石灰	＞80
黏土砖（中性耐火材料）	黏土	20～30
镁砖（碱性耐火材料）	菱镁矿＋少量黏土、石灰	＜5
白云石砖（碱性耐火材料）	白云石	＜5
沥青砖	白云石＋煤粉、沥青	＜5
生产过程：原料粉碎→筛分→配料→混料→成形→干燥→烧成→成品		

耐火材料的生产过程中工人都有接触粉尘的机会，是尘肺危害较严重的企业，特别是生产硅砖时危害性更大。我国已有成功的防尘措施经验，即在生产过程机械化、密闭化、自动化的基础上采取密闭、通风、除尘措施。此外，还应采取防暑降温措施及个人防护。

三、陶瓷厂的职业危害及其预防

陶瓷产品可分为陶器与瓷器两类，按用途可分为日用陶瓷（碗、碟、盘、缸、罐等）、建筑陶瓷（地砖、锦砖、陶管等）、电工陶瓷（电瓷瓶、电瓷元件等）。产品不同所用原料也有区别，无论是陶或瓷，主要的原料是性能各异的黏土，但瓷器的生产中除了可塑性原料——各种黏土之外，尚有非可塑原料——石英、长石，以及辅助性原料——石膏、滑石、白云石、石灰石等。各种陶瓷产品的生产基本上都是将粉碎的原料加水搅拌成可塑性的泥坯，成形后烧成各种产品。各种陶瓷产品的生产过程虽大同小异，但职业危害却有差别，如表8-2所示。陶瓷生产中的主要职业危害因素是粉尘，其次是高温、辐射热。陶瓷工业中的防尘措施有：坯料、匣料、釉料湿法生产；不能湿法生产的粉碎或散发粉尘的设备采取密闭、通风、除尘措施；成形、精修等作业点采用局部通风、吸尘、除尘设备；要健全卫生清洁制度，消灭二次扬尘。

表 8-2　陶瓷生产的职业危害特点

生产类别	职业危害特点
日用陶瓷	坯料、匣料、釉料均可湿法生产，有利于防尘。但有的厂釉料（石英、长石）开放式干法粉碎，危害甚大。二次扬尘较普遍
电工陶瓷	装窑时，窑砂（石英砂）用量大，对装、出窑工人危害甚大。异形产品多为手工成形，工人接触粉尘机会多
建筑陶瓷	坯料榨成泥饼后，尚需干燥、二次粉碎、加拌色料，加之由于干法成形，致使原料、成形场所粉尘浓度大
陶器	多为干法粉碎，工艺落后，体力劳动强度大，粉尘浓度高

第五节　纺织工业的职业危害及其预防

纺织工业是将纺织纤维加工成各种纱、丝、线、绳、织物及其染整制品的工业。主要有棉纺织、毛纺织、麻纺织、丝纺织、合成纤维纺织及针纺织和纺织复制等工业。纺织行业存在着车间不良气象条件、粉尘、噪声、不良照明等多种职业性危害因素的共性问题，但因加工纤维的不同也有些特殊性问题，所引起的相关职业病类型亦较多。

一、主要职业危害因素及来源

（一）纺织尘埃

纺织尘埃是在对各种纤维材料进行采集、分级、机械加工和运输时所产生。其中包括：

1. 有机尘埃

包括植物、动物和合成尘埃，主要有纤维断头、棉籽壳、茸毛、真菌、麻屑等。

2. 矿物尘埃

由细小的矿物类颗粒组成，它们是在纤维原料收获储藏和运输时落到纤维上的，有时还带有染料颗粒。

（二）噪　声

噪声是棉纺织业主要的职业性危害因素，长期从事纺织作业的工人可发生听力损伤，这是困扰纺织业的主要职业危害。

（三）高温、高湿

因产品质量需要，夏季纺织车间温度常达 35 ℃以上，相对湿度 60% 左右。尤其是浆纱车间，夏季相对湿度可达 80% 以上。而印染为湿态加工过程，水洗、气蒸、煮漂、烘燥等工艺温度参数均在 100 ℃，焙烘、热熔、染色等温度参数在 200 ℃，车间密布以蒸气和燃油为主的供热导管、网管和设备。因而纺织和印染车间是典型的高温、高湿作业。

（四）化学毒物

纺织品加工中常常使用各种各样的染料以及助剂。染料按性能分类分为直接染料、活性染料、酸性染料、阳离子染料、不溶性偶氮染料、分散染料、还原染料、硫化染料、缩聚染料和荧光增白剂等；按化学结构分类主要有偶氮染料、蒽醌染料、靛族染料、芳甲烷染料等。

助剂是除染料之外的另一大类化学物质，共 29 大门类，近 1 000 品种，其中 80% 是表面活性剂，20% 是功能性助剂。某些整理剂含有铅化合物、锰化合物、氨、甲苯、二甲苯、四氯化碳、二甲基甲酰胺、硫酸、乙醇、汽油、醋酸乙酯、环氧树脂等；有些助剂又是强酸、强碱。

（五）特殊体位

长时间站立劳动是纺织工人工作的主要特点，双腿活动相对处于"静止"状态。这种特殊的体位，容易造成下肢静脉曲张、双脚水肿等。长期站立工作还可由于双足的负荷过重，足部韧带容易受到损伤并逐渐拉长，使跖骨发生移位，足弓下沉，形成扁平足，引起足部疾患。另外，女工保健应该是纺织工业特别值得关注的职业卫生问题。

（六）其　他

原毛中可能含有炭疽杆菌和布鲁斯杆菌。原棉在贮存过程中发生霉变后，都沾有黑曲霉菌、桔青霉菌等有害毒菌。

二、主要防护措施

1. 加快纺织设备的更新改造

应用全封闭清梳联机组，使作业场所的粉尘浓度明显降低。应用无梭织机降低作业场所的噪声声级。

2. 用无毒和低毒染化料代替高毒染化料

如应用新型环保染化料和助剂，用无毒或低毒的代替高毒的物质，限制使用或禁用具有致癌作用和对人体产生有害作用的染料和助剂。

3. 加强作业场所通风

工业通风是作业场所通风、防尘、排毒、防暑降温，控制车间粉尘有害气体和改善劳动环境微小气候的重要卫生技术措施。

4. 个人防护用品的使用

正确使用个人防护用品是防护的关键。包括操作者正确使用护耳器，佩戴合适的防护口罩，穿防止静脉曲张的裤子预防下肢静脉曲张。

第六节　农业劳动中的职业危害及其预防

我国是农业大国，农业劳动可分为粮农、菜农、果农、药农等传统的农作物种植和收获，又有林、牧、渔等作业，农业生产有明显的季节性，受地区和气候的影响，农业机械化和农药、化肥的使用，使农业生产中的职业危害具有多样性、地区性和季节性。

近年来，虽然我国农机装配水平和作业水平得到了显著提高，但是仍有许多农民还是以土地自营生产方式为主。各种作业方式、作业场所、作业条件、气候变化、使用工具、机械化程度千差万别。随着经济和科学技术的发展、农业生产的机械化、自动化程度在提高，如麦田收割季节，从南到北的专业联合收割机发展迅速。蔬菜的大棚和无公害、有机化生产、干旱地区实施的微灌溉工程等高科技技术的应用也在扩大，逐步改变着传统的农业生产方式和劳动条件。但是，由于我国农业人口基数大，经济相对落后，尤其家庭作业方式仍占较大比重，农业劳动卫生的问题仍很突出。

一、农业生产中职业性有害因素

（一）不良气象条件

夏季，高气温和太阳辐射是野外作业难以避免的有害因素，尤其是在南方，白天室外气温通常在 35 ℃以上，太阳辐射强度也大，人的体温随气温而升高，人体会出现积热而发生热射病，故在农田作业时可发生中暑。旱地作业因受地面二次辐射的影响，比水田作业受到影响更大，尤其在气温和相对湿度较高而风速较小的密植高秆作物（玉米、高粱、甘蔗等）的大田劳动时，由于蒸发散热困难，更易发生中暑。机械化作业时，还受到发动机所散发热量的影响，夏季驾驶室内温度可达 40 ℃以上。

冬季，如果长期在 5 ℃以下环境劳动，则会影响机体的免疫能力。易患感冒、肺炎等疾病，引起神经炎、腰腿痛和风湿性疾病等。暴露的手、足、面、耳易患冻疮及冻伤，严重时发生肢体坏疽。

（二）噪声和振动

主要来源于使用机械化生产的作业环境，如拖拉机、联合收割机、脱粒机、水泵、电磨、汽车等，拖拉机手除受到全身振动外，还受到局部振动。

（三）农药、化肥及有害化学气体

农作物种植、栽培、除草、杀虫、促进生长和成熟等过程经常使用各种农药、化肥，引起农药中毒及其他损伤。拖拉机和联合收割机废气中可含有一氧化碳，地窖储存的蔬菜因换气不良、腐败、氧化分解等可产生二氧化碳、硫化氢、一氧化碳等，引起入窖人员中毒。进入沼气室、粪坑等可接触甲烷、硫化氢或一氧化碳等窒息性气体。化肥损害随品种不同而异，夏季使用容易引起皮炎或湿疹，冬季可使皮肤角化、破裂。

（四）农业粉尘

农业生产接触的粉尘主要有泥土、植物粉尘和霉变物的粉尘。霉变枯草和谷类粉尘中可含某些嗜热性放线菌孢子，诱发"农民肺"（外源性变应性肺泡炎）。麦芒引起接触部位红肿刺痒及痛感，棉尘引起上呼吸道刺激，以至发烧、咳嗽、胸闷甚至尘肺，被小麦芽孢霉菌污染的干草等，在搬运、切割时产生的粉尘，可使人骤然发病，出现发烧、气促、干咳等，反复发作会使肺功能受损，甚至丧失劳动能力。

（五）病原微生物和致病昆虫

人畜共患的疾病种类很多，常见的有炭疽病、布氏杆菌病、钩端螺旋体病等。狗、蛇、水蛭亦常造成人体伤害。稻田皮炎是水田劳动者的常见病，在钩虫病流行的地区可见到钩蚴皮炎。

在玉米、小麦脱粒或棉花采摘搬运时因接触寄生在这些作物上的蒲团虫、米粉恙螨引起瘙痒性皮炎。人工摘除附有三化螟虫卵的稻叶时，接触卵块鳞毛可引起三化虫螟卵块皮炎。果林区发生桑毛虫危害，接触其脱落飘逸的毒毛，可引起桑毛虫皮炎。

密切接触马尾松虫可引起松毛虫病。养蚕者手部接触部位可被柞蚕分泌物腐蚀，导致局部症状，并易发生感染，称为蚕沙病。

（六）其他因素

农业劳动中常有抬举重物及不良体位劳动易发生肌腱周围组织急性劳损、慢性腰肌劳损等多种肌肉、骨骼疾病。长期站立可致下脚肢静脉曲张，严重时形成化脓性血栓静脉炎。重体力劳动的女性常有月经异常和子宫下垂，严重者可造成子宫脱垂及阴道壁脱出。此外，外伤也是农业生产中发生率较高的一种伤害。在农作物收割、捆绑、运输、脱粒等作业中，由于麦芒、谷物粉屑、砂粒等异物入眼，常导致眼外伤。

二、主要预防措施

（1）加强对农业劳动者健康知识的培训和宣传教育，让他们充分了解工作中面临的健康危害，增强自我保护意识。正确掌握农药喷洒，农业机械使用，通风等技术要求。

（2）合理安排夏季工作时间，避免在中午阳光及紫外线强度大的时间进行野外劳动。劳动时佩戴草帽等合适的遮挡阳光的物品，注意提供富含食盐的防暑降温饮料。

（3）加强女工的保健，女工"五期"避免从事重体力劳动，在哺乳期避免从事喷洒农药等有害作业。

（4）正确使用个人防护用品是防护的关键。包括操作者正确使用护耳器，佩戴合适的防护口罩，合理使用护肤品。

第七节　冶金行业的职业危害及其预防

一、焦化厂的职业危害及其预防

（一）主要职业病危害因素

该产业是环境污染和职业病危害最严重的行业之一，其中焦炉是炼焦工业职业病危害最集中的部位，又以炉顶间台最为严重，不仅存在数百种毒物，还存在苯、焦炉逸散物及多环芳烃类致癌物及氰化氢、硫化氢、氨气等十多种高毒物质，可能发生的法定职业病多达十几种。炼焦与焦化工业存在的职业病危害因素大体可分为四类。

1. 化学毒物

可能存在的化学毒物有一氧化碳、氰化氢、硫化氢、氨、二硫化碳、苯系物、苯酚以及多种多环芳烃类等。化学毒物存在于焦炉及煤气净化工作场所的每个角落，以焦炉间台荒煤气危害、脱硫脱氰工作场所硫化氢和氰化氢危害、氨水泵房与蒸氨工作场所的氨气危害、脱苯与苯精馏等岗位的苯危害最为严重；皮带维修工可能接触胶黏剂中的苯系物等有机溶剂。

2. 粉尘类

粉尘类职业病危害因素主要有煤尘、焦炭尘、煤烟尘、焦油烟雾等。主要存在于焦炉炉顶间台、粉煤室、筛焦室等工作场所。

3. 物理因素

可能存在的物理因素有噪声、振动和高温。

噪声主要存在于卸煤、配煤、破碎、运煤、炉顶装煤、扫盖、测炉温、出炉、推焦、拦焦、熄焦等工序以及鼓风机、空压机、制冷机、各类工业泵、振动筛等设备。

振动主要存在于破碎机、振动缔、鼓风机、推焦、拦焦、熄焦、装煤等处。

较多场所存在强辐射热，以焦炉炉盖处温度和热辐射强度最大，其次是出炉、上升管、装煤焦车、拦焦车等岗位。

4. 焦炉逸散物

从焦炉逸出的气体、蒸气和烟尘统称为焦炉逸散物。焦炉逸散物主要存在于炉顶装煤、扫盖、测炉温、出炉、推焦、拦焦、熄焦等工序。在实际工作中所测焦炉逸散物浓度大体可反映多环芳烃类的污染水平。

（二）主要职业危害防护措施

1. 防尘防毒措施

（1）在项目设计工艺选择方面，选用全负压净化系统，可有效地减少煤气泄漏带来的职业病危害与火灾等安全事故；选用无烟加煤工艺可有效地减少焦炉逸散物的排放与对工作场所的污染；选用干法熄焦工艺可避免湿法熄焦对工作场所与环境的污染；

（2）备煤系统设计喷雾降尘装置和地面冲洗系统，可有效地发挥降尘作用和减少二次扬尘，原料煤粉碎室布置布袋除尘系统，可控制原料煤粉碎过程中产生的煤尘污染；

（3）对可能产生急性职业中毒事故的场所安装毒物报警器并设置警示标识；

（4）为作业人员配备个人防尘防毒用品。

2. 防噪声措施

噪声是焦化工业另一重要职业病危害因素。

（1）对粉煤机、煤气鼓风机、空压机、筛焦装置等产生高强度噪声设备采取降噪措施，应在工艺选择和设备采购时优先考虑噪声危害较小的工艺路线和设备；

（2）对集控室和各岗位操作室进行隔声处理；

（3）为作业人员配备个体噪声防护用品。

3. 防暑降温措施

焦炉炉顶间台属高温露天作业场所，是夏日防暑降温工作的重点。

（1）夏日高温季节应供应含盐清凉饮料；

（2）采取轮换作业的工作制度。

二、炼铁厂的职业危害及其预防

（一）主要职业危害因素及来源

1. 化学毒物

高炉熔炼过程中产生的化学毒物有一氧化碳、二氧化碳、二氧化氮、二氧化硫、二氧化锰、砷、铅烟等，若矿石中含有氟化物，冶炼时还可能有氟化物的污染。

2. 粉尘类

主要来源于供料过程中铁矿石输送产生的铁矿石尘；助熔剂、焦炭通过给料机、振动筛、称量、皮带机运输、加料等工序分别产生石灰尘、焦炭尘等粉尘；出铁、出渣、渣处理操作过程中产生金属烟尘；设备维修人员可能接触耐火材料尘等。

3. 物理因素

可能存在的物理因素有噪声、高温。供料过程中给料机、振动筛、称量斗、皮带机等设备产生噪声；热风炉系统富氧压缩机产生噪声；高炉熔炼过程及渣处理阶段可产生噪声；配套的供电供水维修系统产生的噪声等。高炉本体在熔炼过程中产生高温、热辐射，另外出铁口、渣处理过程的熔渣入口处亦存在高温危害。

（二）主要职业病危害防护措施

1. 防尘措施

（1）密闭尘源是一种防止操作人员与粉尘接触的隔离措施，并能缓冲含尘气流的运动、消耗粉尘飞扬的能量、减少粉尘的外逸，为除尘创造良好的条件。国内外所采用的密封形式有封罩、风膜（或叫气膜）、水膜、垂幕。

（2）湿式除尘，即在产生粉尘的场所设置喷水装置和冲洗地面的设施。

（3）设置抽风除尘设施。

（4）高炉区附近的辅助设施室内建筑物一般设置正压送风，室外新风经过滤器处理后送入室内。

（5）配备个人防尘用品。

2. 防毒措施

（1）现代化的炼铁厂工艺过程采用远程计算机控制系统新技术，操作主要在计算机室、控制室及专用操作台进行。

（2）对可能发生泄漏的地点设置报警装置和机械通风换气设施等，并设置警示标识。

（3）配备个人防毒用品。

3. 防噪声措施

（1）在工程设计阶段，尽量选用低噪声设备。

（2）产生噪声的风机集中布置在室外并采取减振措施，风机出口、鼓风机等设置消声器，也可设置专用的鼓风机房，或设置隔声罩等。

（3）配备个体噪声防护用品。

4. 防暑降温措施

（1）通过车间工房的防暑设计、有组织的自然通风和对炉体等热源采用保温、隔热等措施进行控制；对于室内湿度要求不高且无人值班的场所，设置机械通风系统；高温作业区设局部通风降温移动风扇；主操作控制室、电气仪表室、计算机室等设置空调等。

（2）夏季对接触高温作业工人发放防暑降温饮料。

三、炼钢厂的职业危害及其预防

（一）主要职业病危害因素及来源

1. 化学毒物

可能产生的化学毒物有一氧化碳、二氧化碳、硫化氢、氮氧化物、二氧化硫、氢氧化钠、二氧化锰等。混铁炉生产过程中可产生一氧化碳和二氧化碳气体，并可能产生少量硫化氢和氮氧化物等有毒气体；铁水预处理过程可产生氮氧化物、二氧化碳、一氧化碳、二氧化硫，并可能产生氟化物、氢氧化钠等；转炉生产过程中产生大量的一氧化碳和二氧化碳气体，还可能产生二氧化锰、氮氧化物等。

2. 粉尘类

在炼钢过程中，添加到炉内的原料约有 2% 转变为粉尘。炼钢粉尘主要由氧化铁组成，其余的则包括氧化物杂质（如氧化钙）和其他金属氧化物（主要

是锌的氧化物）。在废钢的切割、辅助料的准备与运送、混铁与吹炼、精炼等
生产过程中均可产生，此外，在转炉、精炼炉、钢包等耐火材料维修过程中可
接触高浓度的矽尘。

3. 物理因素

主要是噪声和高温。混铁炉、转炉、精炼炉、煤气加压机、鼓风机、液压
机等设备在运转过程中可产生高强度噪声。转炉炼钢工作场所高温、热辐射源
多，并且相对分散，如混铁炉、转炉、精炼炉及被加热的物体等。工作场所中
各种不同的热源能通过传导、对流、辐射散热，使周围物体和空气温度升高，
周围物体被加热后，又可成为二次热辐射源。该工作场所的气象特点是气温高、
热辐射强度大，而相对湿度低，形成干热环境，属于典型的高温强辐射热作业
环境。

（二）主要职业病危害防护措施

1. 防尘措施

（1）转炉炼钢防尘工作重点是混铁炉和转炉烟气的除尘净化效果，在满足
生产工艺条件的情况下，应尽可能地加大抽风量，并应优化烟尘罩的设计。

（2）进入粉尘污染的工作场所应佩戴防尘口罩。

2. 防毒措施

煤气中毒是转炉炼钢职业病防治工作的重点，企业应制定周密的应急救援
预案，所有煤气可能聚集的地方应安装一氧化碳报警仪，并应有事故通风和逃
生设施，工作场所应设置醒目的中文警示标识，划定事故逃生通道，配备防毒
面具等。特别是在煤气系统的检修过程中，应严格操作规程，有安全人员监管。

3. 防噪声措施

（1）在设计时应尽量选用低噪声的设备；中央控制室、操作室、工人休息
室应进行隔声处理，如安装双层玻璃密闭窗、设隔声门斗等；对产生振动和噪
声较大的设备，如煤气鼓风机、煤气加压机、除尘风机等应采取减振措施，并
配备隔声和消声设备。

（2）实行轮流作业，减少每班接触噪声时间。

（3）发放防噪声耳塞，要求进入噪声作业工作场所前必须佩戴好耳塞。

4. 防暑降温措施

（1）在项目设计与工艺布局设计方面，尽量使操作工人远离热源；中央控

制室、操作室、工人休息室等应安装冷暖空调；吊车司机室、行车操作室应进行隔热处理，并配备空调降温。

（2）高温热成品和半成品应及时运出车间，并堆放在工房的下风侧；抢修热炉堂时，应向工人操作处送冷气，并穿戴铝膜布隔热冷风衣；炉前工、火焰清理工应戴滤光防护眼镜等。

（3）供应含盐饮料。

四、有色冶金工业的职业危害及其预防

（一）主要职业病危害因素及来源

由于有色金属及其化合物本身大多是有毒物质，铅、铜、锌、锡、锑等有色金属在烧结、焙烧、冶炼过程中产生大量的毒物烟尘，因此有色金属冶炼过程中职业中毒的发病率较高；除存在冶炼金属自身的职业病危害外，还存在伴生金属、非金属矿脉粉尘、生产过程中产生的有机或无机毒物、噪声、振动、高温和热辐射等职业病危害因素。

有色金属冶炼过程产生和使用大量有毒、有害和易燃易爆物质。如液态二氧化硫、液氯、煤气、氢气、氧气、重油及各种有机萃取剂等。这些物质危险性大，容易发生泄漏引起火灾和爆炸。如镁、铝、钠、钾、钛等有色金属，其本身即是易燃易爆物质。冶炼过程大量使用的强酸、强碱等强腐蚀性物质。

有些元素，本身就是放射性元素，有些金属本身虽无辐射性危害，但其矿物中含有放射性元素，如铌精矿、钽精矿、锂精矿，对人体会造成危害。

（二）主要职业病危害防护措施

1. 防毒措施

（1）采用新工艺，实现机械化、自动化、密闭化生产。

（2）湿式作业，避免二次扬尘。

（3）设置通风除尘除毒装置。

（4）工作场所可能发生毒物泄漏的地方安装报警器、设置警示标识。

（5）配备个人防护用品，如防尘口罩、防毒口罩等。

2. 防噪声措施

（1）优先选用低噪声设备。

（2）对产生高噪声的设备采取减振、消声、隔声等措施。

（3）配备个人防护用品，如防噪声耳塞等。

3. 防暑降温措施

（1）在项目设计与工艺市局设计方面，尽量使操作工人远离热源；中央控制室、操作室、工人休息室等应安装冷暖空调。

（2）轮岗作业，减少接触时间。

（3）供应含盐饮料。

4. 其他措施

制定应急救援预案并加以演练，有毒气体可能聚集的地方应安装有毒气体报警仪，并设置事故通风和逃生设施，工作场所应设置醒目的中文警示标识，划定事故逃生通道，配备防毒面具等。

附　录

中华人民共和国主席令第 52 号

　　《全国人民代表大会常务委员会关于修改〈中华人民共和国职业病防治法〉的决定》已由中华人民共和国第十一届全国人民代表大会常务委员会第二十四次会议于 2011 年 12 月 31 日通过，现予公布，自公布之日起施行。

中华人民共和国主席胡锦涛

2011 年 12 月 31 日

中华人民共和国职业病防治法

　　（2001 年 10 月 27 日第九届全国人民代表大会常务委员会第二十四次会议通过　根据 2011 年 12 月 31 日第十一届全国人民代表大会常务委员会第二十四次会议《关于修改〈中华人民共和国职业病防治法〉的决定》修正）

目　录

第一章　总　则

　　第一条　为了预防、控制和消除职业病危害，防治职业病，保护劳动者健康及其相关权益，促进经济社会发展，根据宪法，制定本法。

第二条　本法适用于中华人民共和国领域内的职业病防治活动。

本法所称职业病，是指企业、事业单位和个体经济组织等用人单位的劳动者在职业活动中，因接触粉尘、放射性物质和其他有毒、有害因素而引起的疾病。

职业病的分类和目录由国务院卫生行政部门会同国务院安全生产监督管理部门、劳动保障行政部门制定、调整并公布。

第三条　职业病防治工作坚持预防为主、防治结合的方针，建立用人单位负责、行政机关监管、行业自律、职工参与和社会监督的机制，实行分类管理、综合治理。

第四条　劳动者依法享有职业卫生保护的权利。

用人单位应当为劳动者创造符合国家职业卫生标准和卫生要求的工作环境和条件，并采取措施保障劳动者获得职业卫生保护。

工会组织依法对职业病防治工作进行监督，维护劳动者的合法权益。用人单位制定或者修改有关职业病防治的规章制度，应当听取工会组织的意见。

第五条　用人单位应当建立、健全职业病防治责任制，加强对职业病防治的管理，提高职业病防治水平，对本单位产生的职业病危害承担责任。

第六条　用人单位的主要负责人对本单位的职业病防治工作全面负责。

第七条　用人单位必须依法参加工伤保险。

国务院和县级以上地方人民政府劳动保障行政部门应当加强对工伤保险的监督管理，确保劳动者依法享受工伤保险待遇。

第八条　国家鼓励和支持研制、开发、推广、应用有利于职业病防治和保护劳动者健康的新技术、新工艺、新设备、新材料，加强对职业病的机理和发生规律的基础研究，提高职业病防治科学技术水平；积极采用有效的职业病防治技术、工艺、设备、材料；限制使用或者淘汰职业病危害严重的技术、工艺、设备、材料。

国家鼓励和支持职业病医疗康复机构的建设。

第九条　国家实行职业卫生监督制度。

国务院安全生产监督管理部门、卫生行政部门、劳动保障行政部门依照本法和国务院确定的职责，负责全国职业病防治的监督管理工作。国务院有关部门在各自的职责范围内负责职业病防治的有关监督管理工作。

县级以上地方人民政府安全生产监督管理部门、卫生行政部门、劳动保障行政部门依据各自职责，负责本行政区域内职业病防治的监督管理工作。县级以上地方人民政府有关部门在各自的职责范围内负责职业病防治的有关监督管理工作。

县级以上人民政府安全生产监督管理部门、卫生行政部门、劳动保障行政部门（以下统称职业卫生监督管理部门）应当加强沟通，密切配合，按照各自职责分工，依法行使职权，承担责任。

第十条 国务院和县级以上地方人民政府应当制定职业病防治规划，将其纳入国民经济和社会发展计划，并组织实施。

县级以上地方人民政府统一负责、领导、组织、协调本行政区域的职业病防治工作，建立健全职业病防治工作体制、机制，统一领导、指挥职业卫生突发事件应对工作；加强职业病防治能力建设和服务体系建设，完善、落实职业病防治工作责任制。

乡、民族乡、镇的人民政府应当认真执行本法，支持职业卫生监督管理部门依法履行职责。

第十一条 县级以上人民政府职业卫生监督管理部门应当加强对职业病防治的宣传教育，普及职业病防治的知识，增强用人单位的职业病防治观念，提高劳动者的职业健康意识、自我保护意识和行使职业卫生保护权利的能力。

第十二条 有关防治职业病的国家职业卫生标准，由国务院卫生行政部门组织制定并公布。

国务院卫生行政部门应当组织开展重点职业病监测和专项调查，对职业健康风险进行评估，为制定职业卫生标准和职业病防治政策提供科学依据。

县级以上地方人民政府卫生行政部门应当定期对本行政区域的职业病防治情况进行统计和调查分析。

第十三条 任何单位和个人有权对违反本法的行为进行检举和控告。有关部门收到相关的检举和控告后，应当及时处理。

对防治职业病成绩显著的单位和个人，给予奖励。

第二章 前期预防

第十四条 用人单位应当依照法律、法规要求，严格遵守国家职业卫生标准，落实职业病预防措施，从源头上控制和消除职业病危害。

第十五条 产生职业病危害的用人单位的设立除应当符合法律、行政法规规定的设立条件外，其工作场所还应当符合下列职业卫生要求：

（一）职业病危害因素的强度或者浓度符合国家职业卫生标准；

（二）有与职业病危害防护相适应的设施；

（三）生产布局合理，符合有害与无害作业分开的原则；

（四）有配套的更衣间、洗浴间、孕妇休息间等卫生设施；

（五）设备、工具、用具等设施符合保护劳动者生理、心理健康的要求；

（六）法律、行政法规和国务院卫生行政部门、安全生产监督管理部门关于保护劳动者健康的其他要求。

第十六条　国家建立职业病危害项目申报制度。

用人单位工作场所存在职业病目录所列职业病的危害因素的，应当及时、如实向所在地安全生产监督管理部门申报危害项目，接受监督。

职业病危害因素分类目录由国务院卫生行政部门会同国务院安全生产监督管理部门制定、调整并公布。职业病危害项目申报的具体办法由国务院安全生产监督管理部门制定。

第十七条　新建、扩建、改建建设项目和技术改造、技术引进项目（以下统称建设项目）可能产生职业病危害的，建设单位在可行性论证阶段应当向安全生产监督管理部门提交职业病危害预评价报告。安全生产监督管理部门应当自收到职业病危害预评价报告之日起三十日内，作出审核决定并书面通知建设单位。未提交预评价报告或者预评价报告未经安全生产监督管理部门审核同意的，有关部门不得批准该建设项目。

职业病危害预评价报告应当对建设项目可能产生的职业病危害因素及其对工作场所和劳动者健康的影响作出评价，确定危害类别和职业病防护措施。

建设项目职业病危害分类管理办法由国务院安全生产监督管理部门制定。

第十八条　建设项目的职业病防护设施所需费用应当纳入建设项目工程预算，并与主体工程同时设计，同时施工，同时投入生产和使用。

职业病危害严重的建设项目的防护设施设计，应当经安全生产监督管理部门审查，符合国家职业卫生标准和卫生要求的，方可施工。

建设项目在竣工验收前，建设单位应当进行职业病危害控制效果评价。建设项目竣工验收时，其职业病防护设施经安全生产监督管理部门验收合格后，方可投入正式生产和使用。

第十九条　职业病危害预评价、职业病危害控制效果评价由依法设立的取得国务院安全生产监督管理部门或者设区的市级以上地方人民政府安全生产监督管理部门按照职责分工给予资质认可的职业卫生技术服务机构进行。职业卫生技术服务机构所作评价应当客观、真实。

第二十条　国家对从事放射性、高毒、高危粉尘等作业实行特殊管理。具体管理办法由国务院制定。

第三章　劳动过程中的防护与管理

第二十一条　用人单位应当采取下列职业病防治管理措施：

（一）设置或者指定职业卫生管理机构或者组织，配备专职或者兼职的职业卫生管理人员，负责本单位的职业病防治工作；

（二）制定职业病防治计划和实施方案；

（三）建立、健全职业卫生管理制度和操作规程；

（四）建立、健全职业卫生档案和劳动者健康监护档案；

（五）建立、健全工作场所职业病危害因素监测及评价制度；

（六）建立、健全职业病危害事故应急救援预案。

第二十二条　用人单位应当保障职业病防治所需的资金投入，不得挤占、挪用，并对因资金投入不足导致的后果承担责任。

第二十三条　用人单位必须采用有效的职业病防护设施，并为劳动者提供个人使用的职业病防护用品。

用人单位为劳动者个人提供的职业病防护用品必须符合防治职业病的要求；不符合要求的，不得使用。

第二十四条　用人单位应当优先采用有利于防治职业病和保护劳动者健康的新技术、新工艺、新设备、新材料，逐步替代职业病危害严重的技术、工艺、设备、材料。

第二十五条　产生职业病危害的用人单位，应当在醒目位置设置公告栏，公布有关职业病防治的规章制度、操作规程、职业病危害事故应急救援措施和工作场所职业病危害因素检测结果。

对产生严重职业病危害的作业岗位，应当在其醒目位置，设置警示标识和中文警示说明。警示说明应当载明产生职业病危害的种类、后果、预防以及应急救治措施等内容。

第二十六条　对可能发生急性职业损伤的有毒、有害工作场所，用人单位应当设置报警装置，配置现场急救用品、冲洗设备、应急撤离通道和必要的泄险区。

对放射工作场所和放射性同位素的运输、贮存，用人单位必须配置防护设备和报警装置，保证接触放射线的工作人员佩戴个人剂量计。

对职业病防护设备、应急救援设施和个人使用的职业病防护用品，用人单位应当进行经常性的维护、检修，定期检测其性能和效果，确保其处于正常状态，不得擅自拆除或者停止使用。

第二十七条　用人单位应当实施由专人负责的职业病危害因素日常监测，并确保监测系统处于正常运行状态。

用人单位应当按照国务院安全生产监督管理部门的规定，定期对工作场所进行职业病危害因素检测、评价。检测、评价结果存入用人单位职业卫生档案，定期向所在地安全生产监督管理部门报告并向劳动者公布。

职业病危害因素检测、评价由依法设立的取得国务院安全生产监督管理部门或者设区的市级以上地方人民政府安全生产监督管理部门按照职责分工给予资质认可的职业卫生技术服务机构进行。职业卫生技术服务机构所作检测、评价应当客观、真实。

发现工作场所职业病危害因素不符合国家职业卫生标准和卫生要求时，用人单位应当立即采取相应治理措施，仍然达不到国家职业卫生标准和卫生要求的，必须停止存在职业病危害因素的作业；职业病危害因素经治理后，符合国家职业卫生标准和卫生要求的，方可重新作业。

第二十八条　职业卫生技术服务机构依法从事职业病危害因素检测、评价工作，接受安全生产监督管理部门的监督检查。安全生产监督管理部门应当依法履行监督职责。

第二十九条　向用人单位提供可能产生职业病危害的设备的，应当提供中文说明书，并在设备的醒目位置设置警示标识和中文警示说明。警示说明应当载明设备性能、可能产生的职业病危害、安全操作和维护注意事项、职业病防护以及应急救治措施等内容。

第三十条　向用人单位提供可能产生职业病危害的化学品、放射性同位素和含有放射性物质的材料的，应当提供中文说明书。说明书应当载明产品特性、主要成份、存在的有害因素、可能产生的危害后果、安全使用注意事项、职业病防护以及应急救治措施等内容。产品包装应当有醒目的警示标识和中文警示说明。贮存上述材料的场所应当在规定的部位设置危险物品标识或者放射性警示标识。

国内首次使用或者首次进口与职业病危害有关的化学材料，使用单位或者进口单位按照国家规定经国务院有关部门批准后，应当向国务院卫生行政部门、安全生产监督管理部门报送该化学材料的毒性鉴定以及经有关部门登记注册或者批准进口的文件等资料。

进口放射性同位素、射线装置和含有放射性物质的物品的，按照国家有关规定办理。

第三十一条　任何单位和个人不得生产、经营、进口和使用国家明令禁止使用的可能产生职业病危害的设备或者材料。

第三十二条　任何单位和个人不得将产生职业病危害的作业转移给不具备职业病防护条件的单位和个人。不具备职业病防护条件的单位和个人不得接受产生职业病危害的作业。

第三十三条　用人单位对采用的技术、工艺、设备、材料，应当知悉其产生的职业病危害，对有职业病危害的技术、工艺、设备、材料隐瞒其危害而采用的，对所造成的职业病危害后果承担责任。

第三十四条　用人单位与劳动者订立劳动合同（含聘用合同，下同）时，应当将工作过程中可能产生的职业病危害及其后果、职业病防护措施和待遇等如实告知劳动者，并在劳动合同中写明，不得隐瞒或者欺骗。

劳动者在已订立劳动合同期间因工作岗位或者工作内容变更，从事与所订立劳动合同中未告知的存在职业病危害的作业时，用人单位应当依照前款规定，向劳动者履行如实告知的义务，并协商变更原劳动合同相关条款。

用人单位违反前两款规定的，劳动者有权拒绝从事存在职业病危害的作业，用人单位不得因此解除与劳动者所订立的劳动合同。

第三十五条　用人单位的主要负责人和职业卫生管理人员应当接受职业卫生培训，遵守职业病防治法律、法规，依法组织本单位的职业病防治工作。

用人单位应当对劳动者进行上岗前的职业卫生培训和在岗期间的定期职业卫生培训，普及职业卫生知识，督促劳动者遵守职业病防治法律、法规、规章和操作规程，指导劳动者正确使用职业病防护设备和个人使用的职业病防护用品。

劳动者应当学习和掌握相关的职业卫生知识，增强职业病防范意识，遵守职业病防治法律、法规、规章和操作规程，正确使用、维护职业病防护设备和个人使用的职业病防护用品，发现职业病危害事故隐患应当及时报告。

劳动者不履行前款规定义务的，用人单位应当对其进行教育。

第三十六条　对从事接触职业病危害的作业的劳动者，用人单位应当按照国务院安全生产监督管理部门、卫生行政部门的规定组织上岗前、在岗期间和离岗时的职业健康检查，并将检查结果书面告知劳动者。职业健康检查费用由用人单位承担。

用人单位不得安排未经上岗前职业健康检查的劳动者从事接触职业病危害的作业；不得安排有职业禁忌的劳动者从事其所禁忌的作业；对在职业健康检查中发现有与所从事的职业相关的健康损害的劳动者，应当调离原工作岗位，并妥善安置；对未进行离岗前职业健康检查的劳动者不得解除或者终止与其订立的劳动合同。

职业健康检查应当由省级以上人民政府卫生行政部门批准的医疗卫生机构承担。

第三十七条 用人单位应当为劳动者建立职业健康监护档案，并按照规定的期限妥善保存。

职业健康监护档案应当包括劳动者的职业史、职业病危害接触史、职业健康检查结果和职业病诊疗等有关个人健康资料。

劳动者离开用人单位时，有权索取本人职业健康监护档案复印件，用人单位应当如实、无偿提供，并在所提供的复印件上签章。

第三十八条 发生或者可能发生急性职业病危害事故时，用人单位应当立即采取应急救援和控制措施，并及时报告所在地安全生产监督管理部门和有关部门。安全生产监督管理部门接到报告后，应当及时会同有关部门组织调查处理；必要时，可以采取临时控制措施。卫生行政部门应当组织做好医疗救治工作。

对遭受或者可能遭受急性职业病危害的劳动者，用人单位应当及时组织救治、进行健康检查和医学观察，所需费用由用人单位承担。

第三十九条 用人单位不得安排未成年工从事接触职业病危害的作业；不得安排孕期、哺乳期的女职工从事对本人和胎儿、婴儿有危害的作业。

第四十条 劳动者享有下列职业卫生保护权利：

（一）获得职业卫生教育、培训；

（二）获得职业健康检查、职业病诊疗、康复等职业病防治服务；

（三）了解工作场所产生或者可能产生的职业病危害因素、危害后果和应当采取的职业病防护措施；

（四）要求用人单位提供符合防治职业病要求的职业病防护设施和个人使用的职业病防护用品，改善工作条件；

（五）对违反职业病防治法律、法规以及危及生命健康的行为提出批评、检举和控告；

（六）拒绝违章指挥和强令进行没有职业病防护措施的作业；

（七）参与用人单位职业卫生工作的民主管理，对职业病防治工作提出意见和建议。

用人单位应当保障劳动者行使前款所列权利。因劳动者依法行使正当权利而降低其工资、福利等待遇或者解除、终止与其订立的劳动合同的，其行为无效。

第四十一条　工会组织应当督促并协助用人单位开展职业卫生宣传教育和培训，有权对用人单位的职业病防治工作提出意见和建议，依法代表劳动者与用人单位签订劳动安全卫生专项集体合同，与用人单位就劳动者反映的有关职业病防治的问题进行协调并督促解决。

工会组织对用人单位违反职业病防治法律、法规，侵犯劳动者合法权益的行为，有权要求纠正；产生严重职业病危害时，有权要求采取防护措施，或者向政府有关部门建议采取强制性措施；发生职业病危害事故时，有权参与事故调查处理；发现危及劳动者生命健康的情形时，有权向用人单位建议组织劳动者撤离危险现场，用人单位应当立即作出处理。

第四十二条　用人单位按照职业病防治要求，用于预防和治理职业病危害、工作场所卫生检测、健康监护和职业卫生培训等费用，按照国家有关规定，在生产成本中据实列支。

第四十三条　职业卫生监督管理部门应当按照职责分工，加强对用人单位落实职业病防护管理措施情况的监督检查，依法行使职权，承担责任。

第四章　职业病诊断与职业病病人保障

第四十四条　医疗卫生机构承担职业病诊断，应当经省、自治区、直辖市人民政府卫生行政部门批准。省、自治区、直辖市人民政府卫生行政部门应当向社会公布本行政区域内承担职业病诊断的医疗卫生机构的名单。

承担职业病诊断的医疗卫生机构应当具备下列条件：

（一）持有《医疗机构执业许可证》；

（二）具有与开展职业病诊断相适应的医疗卫生技术人员；

（三）具有与开展职业病诊断相适应的仪器、设备；

（四）具有健全的职业病诊断质量管理制度。

承担职业病诊断的医疗卫生机构不得拒绝劳动者进行职业病诊断的要求。

第四十五条　劳动者可以在用人单位所在地、本人户籍所在地或者经常居住地依法承担职业病诊断的医疗卫生机构进行职业病诊断。

第四十六条　职业病诊断标准和职业病诊断、鉴定办法由国务院卫生行政部门制定。职业病伤残等级的鉴定办法由国务院劳动保障行政部门会同国务院卫生行政部门制定。

第四十七条　职业病诊断，应当综合分析下列因素：

（一）病人的职业史；

（二）职业病危害接触史和工作场所职业病危害因素情况；

（三）临床表现以及辅助检查结果等。

没有证据否定职业病危害因素与病人临床表现之间的必然联系的，应当诊断为职业病。

承担职业病诊断的医疗卫生机构在进行职业病诊断时，应当组织三名以上取得职业病诊断资格的执业医师集体诊断。

职业病诊断证明书应当由参与诊断的医师共同签署，并经承担职业病诊断的医疗卫生机构审核盖章。

第四十八条　用人单位应当如实提供职业病诊断、鉴定所需的劳动者职业史和职业病危害接触史、工作场所职业病危害因素检测结果等资料；安全生产监督管理部门应当监督检查和督促用人单位提供上述资料；劳动者和有关机构也应当提供与职业病诊断、鉴定有关的资料。

职业病诊断、鉴定机构需要了解工作场所职业病危害因素情况时，可以对工作场所进行现场调查，也可以向安全生产监督管理部门提出，安全生产监督管理部门应当在十日内组织现场调查。用人单位不得拒绝、阻挠。

第四十九条　职业病诊断、鉴定过程中，用人单位不提供工作场所职业病危害因素检测结果等资料的，诊断、鉴定机构应当结合劳动者的临床表现、辅助检查结果和劳动者的职业史、职业病危害接触史，并参考劳动者的自述、安全生产监督管理部门提供的日常监督检查信息等，作出职业病诊断、鉴定结论。

劳动者对用人单位提供的工作场所职业病危害因素检测结果等资料有异议，或者因劳动者的用人单位解散、破产，无用人单位提供上述资料的，诊断、鉴定机构应当提请安全生产监督管理部门进行调查，安全生产监督管理部门应当自接到申请之日起三十日内对存在异议的资料或者工作场所职业病危害因素情况作出判定；有关部门应当配合。

第五十条　职业病诊断、鉴定过程中，在确认劳动者职业史、职业病危害接触史时，当事人对劳动关系、工种、工作岗位或者在岗时间有争议的，可以向当地的劳动人事争议仲裁委员会申请仲裁；接到申请的劳动人事争议仲裁委员会应当受理，并在三十日内作出裁决。

当事人在仲裁过程中对自己提出的主张，有责任提供证据。劳动者无法提供由用人单位掌握管理的与仲裁主张有关的证据的，仲裁庭应当要求用人单位在指定期限内提供；用人单位在指定期限内不提供的，应当承担不利后果。

劳动者对仲裁裁决不服的，可以依法向人民法院提起诉讼。

用人单位对仲裁裁决不服的，可以在职业病诊断、鉴定程序结束之日起十五日内依法向人民法院提起诉讼；诉讼期间，劳动者的治疗费用按照职业病待遇规定的途径支付。

第五十一条　用人单位和医疗卫生机构发现职业病病人或者疑似职业病病人时，应当及时向所在地卫生行政部门和安全生产监督管理部门报告。确诊为职业病的，用人单位还应当向所在地劳动保障行政部门报告。接到报告的部门应当依法作出处理。

第五十二条　县级以上地方人民政府卫生行政部门负责本行政区域内的职业病统计报告的管理工作，并按照规定上报。

第五十三条　当事人对职业病诊断有异议的，可以向作出诊断的医疗卫生机构所在地地方人民政府卫生行政部门申请鉴定。

职业病诊断争议由设区的市级以上地方人民政府卫生行政部门根据当事人的申请，组织职业病诊断鉴定委员会进行鉴定。

当事人对设区的市级职业病诊断鉴定委员会的鉴定结论不服的，可以向省、自治区、直辖市人民政府卫生行政部门申请再鉴定。

第五十四条　职业病诊断鉴定委员会由相关专业的专家组成。

省、自治区、直辖市人民政府卫生行政部门应当设立相关的专家库，需要对职业病争议作出诊断鉴定时，由当事人或者当事人委托有关卫生行政部门从专家库中以随机抽取的方式确定参加诊断鉴定委员会的专家。

职业病诊断鉴定委员会应当按照国务院卫生行政部门颁布的职业病诊断标准和职业病诊断、鉴定办法进行职业病诊断鉴定，向当事人出具职业病诊断鉴定书。职业病诊断、鉴定费用由用人单位承担。

第五十五条　职业病诊断鉴定委员会组成人员应当遵守职业道德，客观、公正地进行诊断鉴定，并承担相应的责任。职业病诊断鉴定委员会组成人员不得私下接触当事人，不得收受当事人的财物或者其他好处，与当事人有利害关系的，应当回避。

人民法院受理有关案件需要进行职业病鉴定时，应当从省、自治区、直辖市人民政府卫生行政部门依法设立的相关的专家库中选取参加鉴定的专家。

第五十六条　医疗卫生机构发现疑似职业病病人时，应当告知劳动者本人并及时通知用人单位。

用人单位应当及时安排对疑似职业病病人进行诊断；在疑似职业病病人诊断或者医学观察期间，不得解除或者终止与其订立的劳动合同。

疑似职业病病人在诊断、医学观察期间的费用，由用人单位承担。

第五十七条　用人单位应当保障职业病病人依法享受国家规定的职业病待遇。

用人单位应当按照国家有关规定，安排职业病病人进行治疗、康复和定期检查。

用人单位对不适宜继续从事原工作的职业病病人，应当调离原岗位，并妥善安置。

用人单位对从事接触职业病危害的作业的劳动者，应当给予适当岗位津贴。

第五十八条　职业病病人的诊疗、康复费用，伤残以及丧失劳动能力的职业病病人的社会保障，按照国家有关工伤保险的规定执行。

第五十九条　职业病病人除依法享有工伤保险外，依照有关民事法律，尚有获得赔偿的权利的，有权向用人单位提出赔偿要求。

第六十条　劳动者被诊断患有职业病，但用人单位没有依法参加工伤保险的，其医疗和生活保障由该用人单位承担。

第六十一条　职业病病人变动工作单位，其依法享有的待遇不变。

用人单位在发生分立、合并、解散、破产等情形时，应当对从事接触职业病危害的作业的劳动者进行健康检查，并按照国家有关规定妥善安置职业病病人。

第六十二条　用人单位已经不存在或者无法确认劳动关系的职业病病人，可以向地方人民政府民政部门申请医疗救助和生活等方面的救助。

地方各级人民政府应当根据本地区的实际情况，采取其他措施，使前款规定的职业病病人获得医疗救治。

第五章　监督检查

第六十三条　县级以上人民政府职业卫生监督管理部门依照职业病防治法律、法规、国家职业卫生标准和卫生要求，依据职责划分，对职业病防治工作进行监督检查。

第六十四条　安全生产监督管理部门履行监督检查职责时，有权采取下列措施：

（一）进入被检查单位和职业病危害现场，了解情况，调查取证；

（二）查阅或者复制与违反职业病防治法律、法规的行为有关的资料和采集样品；

（三）责令违反职业病防治法律、法规的单位和个人停止违法行为。

第六十五条　发生职业病危害事故或者有证据证明危害状态可能导致职业病危害事故发生时，安全生产监督管理部门可以采取下列临时控制措施：

（一）责令暂停导致职业病危害事故的作业；

（二）封存造成职业病危害事故或者可能导致职业病危害事故发生的材料和设备；

（三）组织控制职业病危害事故现场。

在职业病危害事故或者危害状态得到有效控制后，安全生产监督管理部门应当及时解除控制措施。

第六十六条　职业卫生监督执法人员依法执行职务时，应当出示监督执法证件。

职业卫生监督执法人员应当忠于职守，秉公执法，严格遵守执法规范；涉及用人单位的秘密的，应当为其保密。

第六十七条　职业卫生监督执法人员依法执行职务时，被检查单位应当接受检查并予以支持配合，不得拒绝和阻碍。

第六十八条　安全生产监督管理部门及其职业卫生监督执法人员履行职责时，不得有下列行为：

（一）对不符合法定条件的，发给建设项目有关证明文件、资质证明文件或者予以批准；

（二）对已经取得有关证明文件的，不履行监督检查职责；

（三）发现用人单位存在职业病危害的，可能造成职业病危害事故，不及时依法采取控制措施；

（四）其他违反本法的行为。

第六十九条　职业卫生监督执法人员应当依法经过资格认定。

职业卫生监督管理部门应当加强队伍建设，提高职业卫生监督执法人员的政治、业务素质，依照本法和其他有关法律、法规的规定，建立、健全内部监督制度，对其工作人员执行法律、法规和遵守纪律的情况，进行监督检查。

第六章　法律责任

第七十条　建设单位违反本法规定，有下列行为之一的，由安全生产监督管理部门给予警告，责令限期改正；逾期不改正的，处十万元以上五十万元以下的罚款；情节严重的，责令停止产生职业病危害的作业，或者提请有关人民政府按照国务院规定的权限责令停建、关闭：

（一）未按照规定进行职业病危害预评价或者未提交职业病危害预评价报告，或者职业病危害预评价报告未经安全生产监督管理部门审核同意，开工建设的；

（二）建设项目的职业病防护设施未按照规定与主体工程同时投入生产和使用的；

（三）职业病危害严重的建设项目，其职业病防护设施设计未经安全生产监督管理部门审查，或者不符合国家职业卫生标准和卫生要求施工的；

（四）未按照规定对职业病防护设施进行职业病危害控制效果评价、未经安全生产监督管理部门验收或者验收不合格，擅自投入使用的。

第七十一条　违反本法规定，有下列行为之一的，由安全生产监督管理部门给予警告，责令限期改正；逾期不改正的，处十万元以下的罚款：

（一）工作场所职业病危害因素检测、评价结果没有存档、上报、公布的；

（二）未采取本法第二十一条规定的职业病防治管理措施的；

（三）未按照规定公布有关职业病防治的规章制度、操作规程、职业病危害事故应急救援措施的；

（四）未按照规定组织劳动者进行职业卫生培训，或者未对劳动者个人职业病防护采取指导、督促措施的；

（五）国内首次使用或者首次进口与职业病危害有关的化学材料，未按照规定报送毒性鉴定资料以及经有关部门登记注册或者批准进口的文件的。

第七十二条　用人单位违反本法规定，有下列行为之一的，由安全生产监督管理部门责令限期改正，给予警告，可以并处五万元以上十万元以下的罚款：

（一）未按照规定及时、如实向安全生产监督管理部门申报产生职业病危害的项目的；

（二）未实施由专人负责的职业病危害因素日常监测，或者监测系统不能正常监测的；

（三）订立或者变更劳动合同时，未告知劳动者职业病危害真实情况的；

（四）未按照规定组织职业健康检查、建立职业健康监护档案或者未将检查结果书面告知劳动者的；

（五）未依照本法规定在劳动者离开用人单位时提供职业健康监护档案复印件的。

第七十三条　用人单位违反本法规定，有下列行为之一的，由安全生产监督管理部门给予警告，责令限期改正，逾期不改正的，处五万元以上二十万元以下的罚款；情节严重的，责令停止产生职业病危害的作业，或者提请有关人民政府按照国务院规定的权限责令关闭：

（一）工作场所职业病危害因素的强度或者浓度超过国家职业卫生标准的；

（二）未提供职业病防护设施和个人使用的职业病防护用品，或者提供的职业病防护设施和个人使用的职业病防护用品不符合国家职业卫生标准和卫生要求的；

（三）对职业病防护设备、应急救援设施和个人使用的职业病防护用品未按照规定进行维护、检修、检测，或者不能保持正常运行、使用状态的；

（四）未按照规定对工作场所职业病危害因素进行检测、评价的；

（五）工作场所职业病危害因素经治理仍然达不到国家职业卫生标准和卫生要求时，未停止存在职业病危害因素的作业的；

（六）未按照规定安排职业病病人、疑似职业病病人进行诊治的；

（七）发生或者可能发生急性职业病危害事故时，未立即采取应急救援和控制措施或者未按照规定及时报告的；

（八）未按照规定在产生严重职业病危害的作业岗位醒目位置设置警示标识和中文警示说明的；

（九）拒绝职业卫生监督管理部门监督检查的；

（十）隐瞒、伪造、篡改、毁损职业健康监护档案、工作场所职业病危害因素检测评价结果等相关资料，或者拒不提供职业病诊断、鉴定所需资料的；

（十一）未按照规定承担职业病诊断、鉴定费用和职业病病人的医疗、生活保障费用的。

第七十四条 向用人单位提供可能产生职业病危害的设备、材料，未按照规定提供中文说明书或者设置警示标识和中文警示说明的，由安全生产监督管理部门责令限期改正，给予警告，并处五万元以上二十万元以下的罚款。

第七十五条 用人单位和医疗卫生机构未按照规定报告职业病、疑似职业病的，由有关主管部门依据职责分工责令限期改正，给予警告，可以并处一万元以下的罚款；弄虚作假的，并处二万元以上五万元以下的罚款；对直接负责的主管人员和其他直接责任人员，可以依法给予降级或者撤职的处分。

第七十六条 违反本法规定，有下列情形之一的，由安全生产监督管理部门责令限期治理，并处五万元以上三十万元以下的罚款；情节严重的，责令停止产生职业病危害的作业，或者提请有关人民政府按照国务院规定的权限责令关闭：

（一）隐瞒技术、工艺、设备、材料所产生的职业病危害而采用的；

（二）隐瞒本单位职业卫生真实情况的；

（三）可能发生急性职业损伤的有毒、有害工作场所、放射工作场所或者放射性同位素的运输、贮存不符合本法第二十六条规定的；

（四）使用国家明令禁止使用的可能产生职业病危害的设备或者材料的；

（五）将产生职业病危害的作业转移给没有职业病防护条件的单位和个人，或者没有职业病防护条件的单位和个人接受产生职业病危害的作业的；

（六）擅自拆除、停止使用职业病防护设备或者应急救援设施的；

（七）安排未经职业健康检查的劳动者、有职业禁忌的劳动者、未成年工或者孕期、哺乳期女职工从事接触职业病危害的作业或者禁忌作业的；

（八）违章指挥和强令劳动者进行没有职业病防护措施的作业的。

第七十七条　生产、经营或者进口国家明令禁止使用的可能产生职业病危害的设备或者材料的，依照有关法律、行政法规的规定给予处罚。

第七十八条　用人单位违反本法规定，已经对劳动者生命健康造成严重损害的，由安全生产监督管理部门责令停止产生职业病危害的作业，或者提请有关人民政府按照国务院规定的权限责令关闭，并处十万元以上五十万元以下的罚款。

第七十九条　用人单位违反本法规定，造成重大职业病危害事故或者其他严重后果，构成犯罪的，对直接负责的主管人员和其他直接责任人员，依法追究刑事责任。

第八十条　未取得职业卫生技术服务资质认可擅自从事职业卫生技术服务的，或者医疗卫生机构未经批准擅自从事职业健康检查、职业病诊断的，由安全生产监督管理部门和卫生行政部门依据职责分工责令立即停止违法行为，没收违法所得；违法所得五千元以上的，并处违法所得二倍以上十倍以下的罚款；没有违法所得或者违法所得不足五千元的，并处五千元以上五万元以下的罚款；情节严重的，对直接负责的主管人员和其他直接责任人员，依法给予降级、撤职或者开除的处分。

第八十一条　从事职业卫生技术服务的机构和承担职业健康检查、职业病诊断的医疗卫生机构违反本法规定，有下列行为之一的，由安全生产监督管理部门和卫生行政部门依据职责分工责令立即停止违法行为，给予警告，没收违法所得；违法所得五千元以上的，并处违法所得二倍以上五倍以下的罚款；没有违法所得或者违法所得不足五千元的，并处五千元以上二万元以下的罚款；情节严重的，由原认可或者批准机关取消其相应的资格；对直接负责的主管人员和其他直接责任人员，依法给予降级、撤职或者开除的处分；构成犯罪的，依法追究刑事责任：

（一）超出资质认可或者批准范围从事职业卫生技术服务或者职业健康检查、职业病诊断的；

（二）不按照本法规定履行法定职责的；

（三）出具虚假证明文件的。

第八十二条　职业病诊断鉴定委员会组成人员收受职业病诊断争议当事人的财物或者其他好处的，给予警告，没收收受的财物，可以并处三千元以上五万元以下的罚款，取消其担任职业病诊断鉴定委员会组成人员的资格，并从省、自治区、直辖市人民政府卫生行政部门设立的专家库中予以除名。

第八十三条　卫生行政部门、安全生产监督管理部门不按照规定报告职业病和职业病危害事故的，由上一级行政部门责令改正，通报批评，给予警告；虚报、瞒报的，对单位负责人、直接负责的主管人员和其他直接责任人员依法给予降级、撤职或者开除的处分。

第八十四条　违反本法第十七条、第十八条规定，有关部门擅自批准建设项目或者发放施工许可的，对该部门直接负责的主管人员和其他直接责任人员，由监察机关或者上级机关依法给予记过直至开除的处分。

第八十五条　县级以上地方人民政府在职业病防治工作中未依照本法履行职责，本行政区域出现重大职业病危害事故、造成严重社会影响的，依法对直接负责的主管人员和其他直接责任人员给予记大过直至开除的处分。

县级以上人民政府职业卫生监督管理部门不履行本法规定的职责，滥用职权、玩忽职守、徇私舞弊，依法对直接负责的主管人员和其他直接责任人员给予记大过或者降级的处分；造成职业病危害事故或者其他严重后果的，依法给予撤职或者开除的处分。

第八十六条　违反本法规定，构成犯罪的，依法追究刑事责任。

第七章　附　　则

第八十七条　本法下列用语的含义：

职业病危害，是指对从事职业活动的劳动者可能导致职业病的各种危害。职业病危害因素包括：职业活动中存在的各种有害的化学、物理、生物因素以及在作业过程中产生的其他职业有害因素。

职业禁忌，是指劳动者从事特定职业或者接触特定职业病危害因素时，比一般职业人群更易于遭受职业病危害和罹患职业病或者可能导致原有自身疾病病情加重，或者在从事作业过程中诱发可能导致对他人生命健康构成危险的疾病的个人特殊生理或者病理状态。

第八十八条 本法第二条规定的用人单位以外的单位，产生职业病危害的，其职业病防治活动可以参照本法执行。

劳务派遣用工单位应当履行本法规定的用人单位的义务。

中国人民解放军参照执行本法的办法，由国务院、中央军事委员会制定。

第八十九条 对医疗机构放射性职业病危害控制的监督管理，由卫生行政部门依照本法的规定实施。

第九十条 本法自 2002 年 5 月 1 日起施行。

参考文献

[1]　李洪，贺应根，李倩. 职业健康安全. 北京：人民邮电出版社，2011.

[2]　刘移民. 职业病防治理论与实践. 北京：化学工业出版社，2010.

[3]　金泰廙. 现代职业卫生与职业医学. 北京：人民卫生出版社，2011.

[4]　叶宜德. 预防医学. 北京：高等教育出版社，2008.

[5]　孙贵范. 职业卫生与职业医学. 7 版. 北京：人民卫生出版社，2012.

[6]　孙要武. 预防医学. 4 版. 北京：人民卫生出版社，2011.